曹 颖 甫 医 学 三 书

伤寒发微

曹颖甫　撰述
邹运国　整理

中国医药科技出版社

内 容 提 要

　　本书为近代著名中医学家、中医教育家、经方大师曹颖甫对《伤寒论》的精蕴和原委的探索之作。曹氏将仲景之书为之实验发挥后而加以详注，全书皆为著者数十年临床经验的总结，一字一句都出自心得，与一般汇集前人注释不同；全书融会仲景全书，本仲景著书之精神，详为分析，不标新立异，亦不拘泥于一家之偏见；书中注释各条，不但解析病理，且博引著者多年治病经验，以为佐证，俾读者知所运用，与徒托空言而无实践者不同，为今日研究中医学者及中医临床工作者值得重视的一本参考书籍。本书适用于中医院校师生、仲景学说研究者、伤寒教研室学者、中医临床工作者、民间中医、西医学习中医者、经方爱好者以及更广大的中医爱好者阅读参考。

图书在版编目（CIP）数据

　　伤寒发微/曹颖甫撰述. —北京：中国医药科技出版社，2014.8
　　（曹颖甫医学三书）
　　ISBN 978 - 7 - 5067 - 6923 - 5

　　Ⅰ.①伤⋯　Ⅱ.①曹⋯　Ⅲ.①《伤寒论》- 研究　Ⅳ.①R222.29
　　中国版本图书馆 CIP 数据核字（2014）第 164285 号

美术编辑　陈君杞
版式设计　郭小平

出版　中国医药科技出版社
地址　北京市海淀区文慧园北路甲 22 号
邮编　100082
电话　发行：010 - 62227427　邮购：010 - 62236938
网址　www. cmstp. com
规格　710 × 1020mm$^{1}/_{16}$
印张　13
字数　166 千字
版次　2014 年 10 月第 1 版
印次　2024 年 1 月第 10 次印刷
印刷　三河市万龙印装有限公司
经销　全国各地新华书店
书号　ISBN 978 - 7 - 5067 - 6923 - 5
定价　32. 00 元

本社图书如存在印装质量问题请与本社联系调换

❋ 总前言

在中国近代医学史上，对仲景学说及经方的推广与实践的大家，惟有曹颖甫先生堪称仲景之功臣，经方之大师。曹颖甫(1866～1937年)，近代著名中医学家、中医教育家。名家达，一字尹孚，号鹏南，晚号拙巢老人，江苏江阴人。

曹颖甫先生年轻时即举孝廉，对文学有精深造诣，同时又略知岐黄之术。后入南菁书院深造。时山长黄以周（元同）为晚清经学大师，经常于治经学之余，研读医经，对《伤寒论》研究造诣颇深。曹氏师承黄以周，颇得真传，时常以仲景之方为人治病而得心应手。曹氏主张以研究经方作为学习中医的基础，学生尊之为近代"经方大家"。丁甘仁创办上海中医专门学校，延骋曹氏，于1927年迁来上海设诊行医，兼主同仁辅元堂诊务和上海中医专门学校教务长。临证数十年，经验丰富，疗效卓著。凡是别的医生所谓的不治之证，经曹氏治疗者多愈。并亲自开设讲座，教授《伤寒》、《金匮》，以其精深汉学功底，对文深义奥的仲景原旨讲解透彻，为学生所折服。学生数百人，秦伯未、章次公、严苍山、姜佐景等颇得其传。曹氏还能书、善画、工文章，著有医书《伤寒发微》、《金匮发微》、《经方实验录》三部，名冠医坛。另著有古文、骈文、《气听斋诗集词集》《梅花集》等。

《伤寒发微》是经方大家曹颖甫的代表作之一，是曹氏四十余年对《伤寒论》探索的心得，论述密切临床，精湛允当，也是中医近代史上颇为著名的《伤寒论》注本。该书全书不分卷，分为太阳篇、阳明篇、少阳篇、太阴篇、少阴篇、厥阴篇、霍乱篇、阴阳易瘥后劳复篇、痉湿暍篇等。书中注释主要采张志聪、黄元御二家之说为主，兼取他家之长，并多能阐发己见而别具心得。注重理论联系实际，注释条文、分析病机、讲解方药，多博引治验，以为佐证。还善于会通《伤寒论》全书阐发经文微义，一洗浮论，专务实学，考据精详，见解不凡，凡无字之处必反复探讨，一再解释。而仲景之不出方治者，综而核对，甚为周密，提出方治，以启示后来。是学习和研究《伤寒论》的经典佳作之一。

《金匮发微》是曹氏四十余年对《金匮要略》探索的心得，论述密切临床，精湛允当。曹氏对《金匮要略》二十二篇的原文加以注释，力求提要钩玄，不标新立异，亦不泥于一家；既分析精义，又结合临床心得以为佐证，并校正部分原文，纠正了前人一些错误或不当的注解。曹氏《金匮发微》的最大特色，就是书中附录大量个人治验，突显其"考验实用"，能于诸家注释之外独树一帜。曹氏注重临床实践，常借临床验案阐发病症变化机制，并以此进一步验证仲景经方的临床实用价值，对理论与临床的结合，起了很好的示范作用。是学习和研究《金匮要略》的经典佳作之一。

《经方实验录》是曹氏师徒的医案医话全集，也是曹氏长期临床效验的缩影和精华荟萃。曹氏一生治医专宗仲景，善用经方而闻名，其间用经方取效者十常八九，大多医案"一剂知，二剂已"，甚则达到"覆杯而愈"的效果。全书三卷，共一百则医案，每则病案均依经方为经、实验为纬，以理论为纲、临床为目，经方主要讨论配伍与医疗作用，实验详细介绍治疗过程及其相关的病案，理论则结合经典来补充、完善临证时的治疗原则，临床则是对经方、实验和理论的检验，对经方的传承和发展起到了重要作用。是学习《伤寒杂病论》的经典佳作之一。

《伤寒发微》、《金匮要略》、《经方实验录》三书，一脉相承，真实的反映了曹氏的中医水平，同时此三书也是对仲景学术的继承、发展、实践与创新，通过对曹氏经方三书的学习，可以对仲景学术的诸多疑难问题迎刃而解。

曹氏不仅医学功底深厚，国学功底亦很深厚，也正是因为如此，使得曹氏对文深义奥的仲景原旨讲解透彻，为学生所折服。我们通过阅读曹氏经方三书，不仅可以学到仲景学术的奥义，还可以体验国学文化的精深，更可以悟出中医精神的博大——"为天地立心，为生民立命，为往圣继绝学，为万世开太平"！

刘立国

甲午端午于北京

❀ 整理说明

一、原著概况

《伤寒发微》，系近代著名经方大师曹颖甫所作，原题《曹氏伤寒发微》。曹颖甫（1866－1938 年），名家达，一字尹孚，号鹏南，晚署拙巢老人，江苏江阴人，近代著名中医学家、中医教育家、经方大师。曹氏对仲景之学研究造诣颇深。曹氏主张以研究经方作为学习中医的基础，学生尊之为近代经方大家。丁甘仁创办上海中医专门学校，延聘曹氏，兼主同仁辅元堂诊务和上海中医专门学校教务长。临证数十年，经验丰富，疗效卓著。大凡他医所谓不治之证，经其治疗者多愈。曹氏亲自开设讲座，教授《伤寒》、《金匮》，以其精深汉学功底，对文深义奥的仲景原旨讲解透彻，为学生所折服。门人数百，以章次公、严苍山、姜佐景等为最。曹氏精医术、工诗词、善画梅，除医学著作外，尚有《古乐府评注》、《诸子精华录》、《气听斋诗集》、《梅花诗集》、《古文》、《骈文》、《词集》等若干卷。

可以说，在近代中医史上，对于仲景学说大有发挥者，曹颖甫当仁不让。其《伤寒发微》、《金匮发微》、《经方实验录》名冠医坛。

二、汇校说明

（1）本次整理以 1956 年上海千顷堂书局《曹氏伤寒金匮发微合刊》为底本，并结合《近代中医珍本集·伤寒分册》综合汇校而成。

（2）在陈垣四校法相结合的基础上，根据现代传播学、编辑出版学、文献学的需要，以及现代人的阅读习惯，原书为繁体竖排，现改为简体横排，原书只有句读，但并非就能以现代标点替换句读，而是根据文意，重新加以标点；原书有些属于古代书籍的编排方法，本着"古为今用"的方针，一律以现代出版学为依据，予以径改，不出校注。

（3）原书底本或校本显系明显错舛者，根据理校进行统改，文中的别字、通假字、古今字、异体字一律径改，不出校注。文中有关生词涉及学术范畴的，为慎重起见，不作改动，亦不出校注。

（4）原书存在目录与正文不一致的情况，根据正文重置目录。

（5）文中有关于注解的小字，本书以加括号的形式，不再使用小字。

（6）书中关于药名，除了黄者改为黄芪外，其余均不改。书中关于犀角等国家禁猎动物的药名，为保持古籍原貌，保留原名。

整理者
2014 年 5 月

曹颖甫先生传

　　我苏之江阴，昔有南菁讲舍，大江南北高材之士，多肄业其中，或深通经术，或擅长词章。其为人，或笃厚淳谨，或风流放诞。己未年，余与颖甫先后入南菁，而余以狂名，颖甫以戆名，人皆呼为曹戆，颖甫曰："善。"亦辄自称曹戆焉。余之初遇颖甫也，彼此眼高于顶，觌面不语，既而在宜兴储南强斋舍中不期而相值，南强温文倜傥，同学中皆乐就之，与余尤称莫逆。南强指之曰："此曹颖甫，诗文大家也。"余曰："即曹戆耶？"颖甫辄应曰："是也。"余斯时因养病习七弦琴，略知数引。颖甫闻琴大喜，每日至余处静听之。尝云："曹戆向不肯下人，今于君乃心折矣。"颖甫于研求经训之外，肆力于诗文，其为文初学桐城，更上溯震川卢陵，以达晋魏，其诗尤超绝有奇气，不为古人所囿，别树一帜。壬寅登贤书，科举废，即绝意进取，征选知县不应，常藉诗文以抒胸臆，而其傲岸之气，又旁溢为画梅。画拟冬心，而老干挺立，折枝洒落，含道劲于秀逸，毕生风骨，盖寓于是焉。颖甫之画梅，必系以诗，诗主而梅客，虽以二者并传，君意则以诗名梅也。余于癸卯离南菁赴沪上，即与颖甫音问隔绝，但闻辛亥革命时，颖甫以巾裹发，不肯去辫，乡人有谋用利剪剪之，则乘夜遁至沪上，久之方归。袁世凯称帝时，各县士绅列名劝进，某太史受袁氏金，为江阴县代表，颖甫于某，论亲则姻叔，论谊则业师，闻之，突诣某所，诘之曰："叔竟受袁氏之贿，而作此无耻之事耶，我江阴人之颜面，为汝剥尽矣。"某大惊，急曰："无此事，无此事。"一九二七年以后，余息影沪渎，则颖甫已悬壶市南，而托迹于韩康矣。盖颖甫之治学也，不深造则不休，中年肆力于医，乡人亦莫知之。及其应世，凡他医所谓不治之症，颖甫辄着手愈之。且于富者有时不肯医，于贫者则不取酬，且资其药。颖甫之同门友庄翔声有妾，患盲肠炎，颖甫居沪之南，庄居沪之北，路远不便，颖甫则自雇汽车载其妾以归，为之朝夕诊视，病已十去八九，而患者有嗜好，讳而不言，致未固其元气，病遂革。家人谋归之，颖甫止之，曰："不可。"卒殁于其家，殡殓既毕，颖甫亲登庄君之门，叩首谢罪，其义侠之行类如此。孟河丁氏世业医，创医校于海上，延颖甫主讲座，虑其高傲不可屈也。颖甫乃夷然就之，其授课也，携水烟筒，纸煤一把，且吸且讲，以《伤寒》、《金匮》深文奥义，抉择隐微，启迪后进，学者亲炙其绪余，咸心悦诚服，而忘其举动之离奇矣。颖甫年七十，曾开筵祝寿，与余过从之密，如在南菁时。八一三变作，即返里，久无音耗，数月以后，其婿来沪，则言颖甫已骂贼死矣。先是江阴城破，有敌酋入其室，颖甫尚与之笔谈，未有他变，及敌兵蜂拥而至，辱及妇女，颖甫则肆口大骂不止，敌举枪毙之，且刳其腹，呜呼烈矣。余欲为文传之，以未悉其事状，久而未就。今始得其崖略，故着于斯篇。颖甫姓曹，讳家达，一字尹孚，号鹏南，晚署拙巢，江阴人，着有《古文》、《骈文》、《气听斋诗集词集》、《梅花集》、《伤寒发微》、《金匮发微》，后三种已梓行。

蒋维乔曰："吾乡常州旧属有八县，而江阴居其一，人民夙以气节称，明末阎应元戴发效忠，率民兵数万，抗清兵十数万，八十余日，城破皆死，无一降者，故江阴号称忠义之邦。"颖甫之戴发效忠，虽与阎公趋向不同，而其忠义殉节，则后先一揆。彼身居乱世，遇威胁利诱，而中心漫无所主者，闻颖甫之风，可以稍愧矣。

蒋维乔

❁ 丁仲英序

江阴曹颖甫先生，余先严甘仁公之道义交也。精邃国学，诗名尤著，以逊清光绪之季登贤书，尝以选班赴山左，无所合，困而归，爰整岐黄之术以拯生民。有所感慨，则托之于山水草木虫鱼鸟兽之词，故大江南北，莫不知有曹诗人，而不知先生之又工于医也。先生之于学，上自经史，下至诸子百家，均有精深之研究，至仲景之学，则尤别具心得，尝谓其门弟子曰："医虽小道，生死之所出入，苟不悉心研究，焉能生死人而肉白骨。今之所谓宗仲景者，名而已矣。实则因陋就简，胆识不足以知病，毅力不足以处方，真能宗仲景之说，用仲景之方者，曾几人哉！且仲景原书，经王叔和收拾于荒残散乱之余，字句不无缺失，任意增补，已不能脗合原著，加以数千年来传写之讹谬，笺注者非惟不敢置议，抑且于不可解者而强解之。甚至救表之当用麻黄者，不能正桂枝之失。汗家重发汗至于液虚生燥，当下以大承气者，不能正禹余粮丸之失。去仲景著书本旨，盖益远矣。"今岁春，先生所著《伤寒发微》将以付梓，余信先生之书经艰苦卓绝而后成，为历来注伤寒史上可放一异彩，而永传勿替。是为序。

辛未孟夏元彦丁仲英识

❀ 沈石顽序

仲师原序，自述作《伤寒杂病论》之经过，曰："余宗族素多，向余二百，建安年以来，犹未十稔，其死亡者三分之二。伤寒十居其七，感往昔之沦丧，伤横夭之莫救，乃勤求古训，博采群方，撰用《素问》、《九卷》、《八十一难》、《阴阳大论》、《胎胪药绿》，并平脉辨证，为伤寒杂病论十六卷"云云。书经五胡十六国之乱，已不无散佚，复经叔和之编次，林亿等之校刻，改窜损益，参以己意，至成无己《批注伤寒论》时，已久非最初之完书矣。且历代之注伤寒者，不下百数十家，大率皆妄易次序，颠倒经义，攻讦聚讼，支离破碎，蒙蒙昧昧，莫宗一是，致后学者彷徨歧途，无所适从。吾师拙巢夫子，为逊清大儒，文声医誉，传闻海内。念仲师作《伤寒杂病论》之本旨，原为教民治病用药之道，有所标准，不意传至今日，真义晦寒沉沦，惜效方之反足以杀人。使排斥仲景学说者，得乘隙而横行一世，故忿然而起，行道三十余年，研究经验之心得，注释《伤寒》、《金匮》，垂示后来，一洗空泛之浮论，专务实学，考据精详，凡无字之处，必反复探讨，一再解说，而仲景之不出方治者，综核尤为周密。此岂常人所能望其项背者哉！历三年，书始脱稿，意欲付梓，商诸章君次公，次公无以应，延及年许，今春乃由丁君济华，概然助之，遂得杀青，印至二卷，适值丁君嘉礼之期，后二卷乃由石顽校订完成。仲师之学，医家之布帛菽粟，不可一日离。所以师表万世，而吾师此书，以经解经，独得仲师之奥，更足以光大仲师之学，其功岂小也哉！刊印将成，爰谨志颠末，以志景行。

辛未端阳门下士石顽沈松年拜序

❊ 自序

拙巢子少治举业，常以文学谭医理，空明研悟，自谓今古无双者，殆不减乎玉楸。夫人之一身，水寒而血热，液清而气浊，然阳谷温泉，严冬无冰，萧邪寒焰，盛夏不热，阴阳相抱，内藏乃和，长夏土湿，潦水不澄，秋高气寒，白露始下，升降轻重，损益悬殊，固当踌躇满志，以为足治仲景书矣。不意开卷以来，辄生艰阻，九折之肱中截，十仞之渊无梁，则又为之彷徨瞻顾，慨焉兴叹，故不为之开山凿石，则夷庚不通，不为之伐木成桥，则彼岸不达。昔张隐庵集注既成，自序云：“经寒暑，历岁月，废寝食，绝交游。”谅哉斯言。予研核《伤寒论》，起于丁卯之秋，每当不可解说之处，往往沉冥终日，死灰不旸，槁木无春，灵机乍发，乃觉天光逆露，春红结繁，夏绿垂阴，又如幽兰始芳，野水凝碧，神怡心旷，难以言喻。匝月之中，屡踬屡兴，不可数计，书于庚午季夏告成，盖三年于兹矣。嗟乎！神禹畏龙门之峻，则北条洪河不奠，鬻熊惮荜路之劳，则南荒山林不启，仲景之学，湮晦者几何年矣。自张隐庵出，始能辨传写倒误，而尚多沿袭。自黄坤载出，始能言三阴生死，而狙于五行。然则予之为此，正欲继两家心苦，以复旧观云尔。若徒以改窜经文为罪责，则是惜山泽而不焚，纵其龙蛇禽兽，惮荆棘而不翦，养其狐狸豺狼，此真庄生所谓“哀莫大于心死”者也。世有达人，予将拭目俟之。

辛未端阳后三日江阴曹家达

❋ 仲景原序

　　余每览越人入虢之诊，望齐候之色，未尝不慨然叹其才秀也。怪当今居世之士，曾不留神医药，精究方术，上以疗君亲之疾，下以救贫贱之厄，中以保身长全，以养其生，但竞逐荣势，企踵权豪，孜孜汲汲，惟名利是务。崇饰其末，忽弃其本，华其外而悴其内，皮之不存，毛将安附焉。卒然遭邪风之气，婴非常之疾，患及祸至，而方震栗，降志屈节，钦望巫祝，告穷归天，束手受败。賫百年之寿命，持至贵之重器，委付凡医，恣其所措，咄嗟呜呼！厥身已毙，神明消灭，变为异物，幽潜重泉，徒为啼泣。痛夫！举世昏迷，莫能觉悟，不惜其命。若是轻生，彼何荣势之云哉！而进不能爱人知人，退不能爱身知己，遇灾值祸，身居厄地，蒙蒙昧昧，蠢若游魂。哀乎！趋世之士，驰竞浮华，不固根本，忘躯徇物，危若冰谷，至于是也。余宗族素多，向余二百，建安纪年以来，犹未十稔，其死亡者三分之二，伤寒十居其七。感往昔之沦丧，伤横夭之莫救，乃勤求古训，博采众方，撰用《素问》、《九卷》、《八十一难》、《阴阳大论》、《胎胪药绿》，并平脉辨证，为《伤寒杂病论》，合十六卷，虽未能尽愈诸病，庶可以见病知源，若能寻余所集，思过半矣。

　　夫天布五行，以运万类，人禀五常，以有五藏。经络府俞，阴阳会通，玄冥幽微，变化难极，自非才高识妙，岂能探其理致哉！上古有神农、黄帝、岐伯、伯高、雷公、少俞、少师、仲文，中世有长桑、扁鹊，汉有公乘阳庆及仓公，下此以往，未之闻也。观今之医，不念思求经旨，以演其所知，各承家技，终始顺旧，省疾问病，务在口给，相对斯须，便处汤药。按寸不及尺，握手不及足，人迎、趺阳、三部不参，动数发息，不满五十，短期未知决诊，九候曾无髣髴，明堂、阙庭尽不见察，所谓窥管而已。夫欲视死别生，实为难矣。

　　孔子云："生而知之者上，学而亚之，多闻博识，知之次也。"余宿尚方术，请事斯语。

汉长沙太守南阳张机撰

凡例八则

（1）本书一日、二日、三日为一候、二候、三候，伤寒七日一候，中风六日一候，以下五六日、八九日等，均不在此例。所以不言四候者，以阳明居中土，无所复传。凡传三阴，大概为误治之坏病，否则别有感受也。

（2）本书谬处甚多，鄙人不避讪谤，辄为更正，使学者视病处方，有所信从，不致自误人。知我罪我，听之而已。

（3）内藏解剖，当以西说为标准，不当坚执旧说。西医所谓"胸中有淋巴系统"，即中医所谓脾阳及上中二焦之关键。所以发抒水谷之气而成液与汗者，皆由于此。西医所谓"输尿管"，即中医所谓下焦。西医谓"胃底含有胆汁"，足以证明少阳、阳明之同化，及消渴厥阴、蚘阳同病之理。故注中间采其说，与谬托科学者固自不同。

（4）本书有会通前后而其义始见者，诸家注文，每有顾此失彼之弊，致前后意旨差谬，鄙注幸免此失，愿与明眼人共鉴之。

（5）著述之家，辄有二病。一为沿袭旧说，一为谬逞新奇。鄙人以考验实用为主要，间附治验一二则，以为征信。非以自炫，特为表明仲师之法，今古咸宜，以破古方不治今病之惑，阅者谅之。

（6）药性不明，不可以治病。芍药苦泄，通营分之瘀，葛根升提增液，能引太阳经输内陷之邪，使之外出，意旨俱本张隐庵。似较以芍药为酸寒敛汗，以葛根为阳明主药者为正，明者辨之。

（7）三阴之病，纯阴则死，回阳则生。黄坤载说最为切中。凡阳亡而死者，皆医之过也。鄙注特申黄说，而补其所不及，似较原注为胜。

（8）霍乱之证，浊气不降，清气不升，纵然有热，吐泻交作之后，中气必属虚寒，故仲师以四逆、理中为主方，足证近代霍乱新论之谬。

以上八则，不过略举大端，微者阙之，以俟阅者自悟。倘海内同志，有能匡予不逮，正予误者，不胜荣幸。

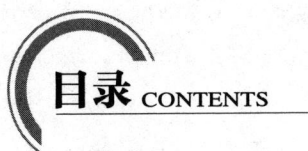

目录 CONTENTS

太 阳 篇

阳 明 篇

少 阳 篇

太 阴 篇

少 阴 篇

厥 阴 篇

霍 乱 篇

阴阳易差后劳复篇

痉湿暍篇

太阳篇

太阳之为病，脉浮，头项强痛而恶寒。

此节为太阳病总纲，故但言脉浮，而不备言兼见之脉（兼见之脉，如中风脉浮而必兼缓，伤寒脉浮而必兼紧之类）。盖无论所受何等外邪，始病必在肌表，皆当见此浮脉。不惟合本篇太阳病言之，并赅《痉湿暍篇》太阳病之言也。外邪束于肌表，内部阳气被遏，则上冲头项，于是有头项强痛之证。皮毛肌腠之中，皆有未泄之汗液，从淋巴管输泄而出，医家谓之"太阳寒水"，邪犯肌表，必阻遏其外出之路，此水内停，即有恶寒之证。无论伤寒恶寒，中风亦有时恶寒，即温病之初起，亦必微恶寒也。

太阳病，发热，汗出恶风，脉缓者，名为中风。

风为阳邪，当皮毛开泄之时，由毛孔内窜，著于肌肉，而腠理为之不开。肌腠皆孙络密布之区，营气所主，营血热度最高（华氏寒暑表九十五度），与风邪抵抗，易于发热，故始病即见发热。成无己以为风伤卫者，误也。热势张于内，毛孔不得复合，故汗出。汗方出，而外风又乘毛孔之虚，犯肌理而增寒，故恶风。气从内泄，毛孔不外闭，无两相抵拒之力，故脉缓。脾为统血之藏，风中于肌肉，则脾受之，故解肌之桂枝汤，用甘草、生姜、大枣以助脾阳，桂枝以宣阳气，芍药以泄营分，务使脾阳动于内，营郁发于外，血中凝沍之水液，得以分泌成汗，直透毛孔之外。内热既随汗泄，则毛孔闭而汗自止矣。服药后，啜热粥者，亦所以助脾阳也。

太阳病，或已发热，或未发热，必恶寒，体痛，呕逆，脉阴阳俱紧者，名为伤寒。

寒为阴邪，而其中人即病者，或由于暴受惊恐，心阳不振之时，或由向有痰湿之体，或由天时暴热，皮毛开泄之后，当风而卧，夜中露宿，或卫阳衰弱，寒夜卧起不定，寒因袭之。所以致病者不同，而病情则一，盖寒邪中入，皮毛先闭，汗液之未泄者，一时悉化寒水。肌理之营血，并力抗拒，血热战胜，遂生表热。初病时，血热不达，或无表热，而要以恶寒为不易之标准。此证虽至鼻燥，眼中热，唇口焦而恶寒不减，甚有当六月盛暑时，犹必覆以重衾，温以炭炉者，其体痛或如锥刺，或如身卧乱石中。予于春夏之交，盖屡见之，寒郁于外，阳气不得外泄，胆胃被劫而上冲，因病呕逆，间亦有不呕逆者。寒邪外逼，血热内亢，两相抵拒，故脉阴阳俱紧。寒伤皮毛，则肺受之，中医言"肺主皮毛"，西医谓"肺中一呼吸，皮毛亦一呼吸"，其理正相合也。故发表之麻黄汤，用麻黄、杏仁以开肺与皮毛之郁，桂枝以宣阳气，甘草以平呕逆，务使肺气张于内，皮毛张于外，阳气达于中，则皮里膜外之水气，因寒凝沍者，一时蒸迫成汗，而邪随汗解矣。

伤寒一日，太阳受之，脉若静者，为不传，颇欲吐，若躁烦，脉数急者，为传也。

伤寒一日，太阳受之，二日阳明受之，三日少阳受之，四日太阴受之，五日少阴受之，六日厥阴受之，此本《内经》文字。仲师祖述《内经》，岂有推翻前人之理（《内经》原系汉人伪托，当在仲景之前），故发端即曰："伤寒一日，太阳受之，脉若静者，为不传。"自来注家，不知一日为一候，遂致相沿讹谬。高士宗明知二日未必遽传阳明，以为正气相传，不关病气。夫六经营卫，昼夜流通，岂有既病伤寒，一日专主一经之理，仲师恐人不明一日、二三日之义，后文即申之曰："太阳病，头痛，至七日以上自愈者，以行其经尽故也。若欲作再经者，针足阳明，使经不传则愈。"此可见本节所谓一日，即后文所谓七日，伤寒发于太阳，以七日为一候，犹黄疸病发于太阴，以六日为一候也。《诗·豳风七月》篇，详言农政，以三十日为一候，故冬十一月为一之日，十二月为二之日，正月为三之日，二月为四之日也。知一日、二日为一候、二候，则未满三日可汗而愈，既满三日可下而愈，可以释然无疑矣。

此节凭脉辨证，知邪之传与不传，盖浮紧为伤寒正脉，静即不变动之谓，已满七日，而浮紧之脉绝无变动，便可知其为不传他经，此意惟包识生能言之，余之碌碌，不足数也。至如太阳失表，胃中化燥，熏灼未泄之汗液，致湿痰留于胃之上口，胃底胆汁不能相容，则抗拒而欲吐，盖湿痰被胃热蕴蒸，若沸汤然，上溢而不能止也。胃中化热，阳热上攻，则苦躁烦，而脉亦为之数急，即此可决为邪传阳明。张隐庵乃谓："太阳受邪，感少阴之气化者为传，殊失仲师本旨。"

伤寒二三日，阳明、少阳证不见者，为不传也。

《内经》一日、二日为一候、二候，前条既详言之矣。二候在七日以后，三候在十四日以后，盖伤寒以七日为一候也，惟传经初无定期。发于春夏之交，地中阳气大泄，人身之皮毛肌理易开，常有一二日即传阳明者，亦有冬令严寒，二十余日不传阳明者。仲师言其常，不言其变也。以传经常例言，八日后当传阳明，十五日后当传少阳，为冬令天地闭塞，人身阳气未外泄为汗，故为期较缓。若八日后，不见潮热渴饮、不恶寒但恶热、谵语、小便多、大便硬、阙上痛等症，即为不传阳明。十五日后，不见口苦、咽干、目眩、耳聋、吐黄色苦水，即为不传少阳。可见伤寒之轻者，虽未经疗治，亦有七日自愈、十四日自愈之证也。若始病恶寒体痛，即投大剂麻黄汤，则一汗而病良已，宁复有传经之变证乎！

太阳病，发热而渴，不恶寒者，为温病。若发汗已，身灼热者，名曰风温。风温为病，脉阴阳俱浮，自汗出，身重，多眠睡，息必鼾，语言难出。若被下者，小便不利，直视，失溲。若被火者，微发黄色，剧则如惊痫，时瘛疭。若火熏之，一逆尚引日，再逆促命期。

发端便称太阳病，是必有脉浮头项强痛之见证，则温病不由少阴传出，确无可疑（按温病之轻者，其始亦必恶寒。近世蜀医张子培著有《春温三字诀》，言恶寒之时，用麻绒二三钱于桑菊饮中，视原方尤妙）。所以发热而渴者，其人冬不藏精，当春气发生之时，内藏失其滋养也。所以不恶寒者，则以津液素亏，里气本燥，益以外感之温邪，而表里俱热也。此证宜清营泄热，医者反发其汗，以致津液重伤，风乘毛孔之虚而倍益其燥。于是遍身灼热，一如炽炭之灼手，是为风温。脉左主营，而右主卫，左右俱浮，故曰阴阳俱浮。自汗者，表疏而阳热外泄也。身重者，脾精不濡肌肉，肌肉无气而不能转侧也。试观垂死之人，身重如石，此非肌肉无气之明证欤！脾阳受困，肢体无力，故多眠睡，且以风引于上，热痰上蒙清窍，不能受清阳之气，故白昼一如昏暮也。风著脑中，咽中痰涎被吸作声，故息必鼾。风痰阻塞咽喉，故语言难出。此风温挟痰之变，起于误汗者也。病温之人，精液本少，渴饮不恶寒，则有似阳明实症，若误认阳明而下以承气，势必因津液内亡而小便不利，目系不濡，因而直视。且始因误下而气并于肠，牵制膀胱气化，而小便不利，继则硝、黄药力一过，气脱于前，而为失溲，此风温化燥之变，起于攻下者也。但温病之始，必微恶寒，温病之成，汗多而渴，汗下虽误，然犹有说以处之也。至如烧针及隔姜而灸、隔蒜而灸，则庸妄之至矣。夫津液充足之人，遇火则汗出，故冬令围炉犹不免里衣沾渍，盛夏执爨，则更无论矣。若皮毛肌腠，绝无津液留遗，以火攻之，迫肌理血液外附皮毛而微见黄色。黄色者，津液不能作汗，而血色代见于外也。三阳之络，皆上于头，血受火灼，为炎上之势，所挟络脉之血，一时上冲于脑，时见牵掣指臂，瘛疭如惊痫状。若火从下熏，轻微之毛羽纸片，时上时下，而不能定，则必死无疑矣。或汗或下为一逆，被火为再逆。一逆则尚及救治，再逆则朝不保暮，此真越人所谓医杀之也。予谓此症初起，即宜人参白虎汤及竹叶石膏汤，使其热势渐杀，或当挽救一二。门人刘仲华治安徽林振羽病亲见之，始由某医误汗误下，诸症皆备，刘用白虎汤加西洋参、生地、犀角。二剂后始有转机，十余日方见霍然，治法差谬，生死攸关，是不可以不慎也。又按犀角、生地，能清脑中上冲之热血。恽铁樵治王鹿萍子脑中热痛，用之奏效，亦其一证也。

病有发热恶寒者，发于阳也。无热恶寒者，发于阴也。发于阳者六日愈，发于阴者七日愈。以阳数七，阴数六故也。（此条订正）

发于阳者为中风，以风为阳邪故也。中风之证，发热有汗而恶风，然亦间有恶寒者，如太阳中风，啬啬恶寒，可证也。发于阴者为伤寒，以寒为阴邪故也。但本节"发于阳者七日愈，发于阴者六日愈"，则为传写差误。据后文"风家表解而不了了者，十二日愈"。十二日为两候。风家病愈在十二日，则发于阳者，当云六日愈。后文又云："太阳病，至七日以上自愈者，以行其经尽故也。"伤寒以七日为一候，则发于阴者，当云七日愈，但阳病遇阴数而愈，阴病遇阳数而愈，亦属术家言，有时不甚可据，但存其说可也。

太阳病，头痛，至七日以上自愈者，以行其经尽故也。若欲作再经者，针足阳明，使经不传，则愈。

太阳伤寒，以七日为一候，所谓"发于阴者，七日愈"也。盖风寒束于表，血热抗于里，始则无热恶寒，继则发热而仍恶寒，使正气足以胜邪，则当一候之期，汗出而头痛可愈。夫头之所以痛者，皮毛为表寒所闭，阳气不得外达，郁而上冒也。汗泄则表寒去而皮毛自开。至于表解汗泄，则气之上冒者平矣。设有未解，则七日之后，当传阳明，故曰："作再经。"言太阳一经病后更传一经，非谓六经传遍，复转太阳也。太阳当传阳明，故泻跗阳穴以泄其热，使阳明气衰而不复传，则病亦当愈。此真曲突徙薪之计，不似近世医家，俟治疗期至，然后治之，焦头烂额为上客也（足阳明为跗阳穴，在足背上小儿系鞋带处）。

太阳病欲解时，从巳至未上。

人身卫气行于表，表虚则阳气不能卫外，因病伤寒。卫气昼行于阳，从巳至未上。正日中阳盛，无病者进午餐之候，阳明正气当旺，此时卫气若强，便当一汗而解，盖病之将退，不惟专恃药力，亦赖天时之助也。《金匮·痉湿暍篇》云："风湿相抟，一身尽疼痛，法当汗出而愈。值天阴雨不止，医云：'此可发其汗。'汗之病不愈者，但风气去，湿气在，故不愈也。"由此观之，寒病不得天阳之助，庸有济乎。

风家表解而不了了者，十二日愈。

风为阳邪，故风家之向愈，以六日为候，就阴数也。风家表解，谓解肌发汗之后，不了了者，或头尚微痛，或咳吐风痰。仲师不出方治，但云"十二日愈"，不欲以药味伤正气也。如必欲服药，可于陆九芝《不谢方》中求之。

病人身大热，反欲得近衣者，热在皮肤，寒在骨髓也。身大寒，反不欲近衣者，寒在皮肤，热在骨髓也。

伤寒之为病，外虽壮热，往往拥被而卧，虽在盛暑，衣必装绵，并欲向火，兼有目珠火热，鼻中燥，唇口疮发者，要以背如冷水烧灌，为病之真相，甚者如卧井水中，但胸腹之间，绝无患苦，此即病未入里之验，所谓标热本寒也。此时用麻黄汤原方，当可一汗而愈，惟麻黄剂量，万不可轻，轻则无济（余常以二、三钱为标准，重症或用至五、六钱，章成之亦能用之。世言麻黄发汗，能亡阳，予治病多年未见有亡阳者。时医但用二、三分，又加蜜炙，故无济）。设汗后胃中略燥，可用调胃气以和之，得下便无余事矣。若温热之为病，外虽微寒，往往当风而坐，虽在冬令，犹欲去衣，甚至饮冰盬凉，犹言畏热，此症有实热为湿痰所遏，不得外出而手足厥逆者，有津液素亏而尺中脉微者，要以渴欲冷饮为病之真相。实热内伏者，宜大承气汤，即厥阴篇厥者当下之例也。阴亏阳陷者，宜人参白虎汤，加凉营解渴之品，如麦冬、生地、玉竹、瓜蒌根之类，皆可应手奏效。一或错误杀人俄顷，学者慎之（此条骨髓但作在里解，若以为肾主骨，而误认为热在少阴，则误矣）。

太阳中风，阳浮而阴弱，阳浮者热自发，阴弱者汗自出，啬啬恶寒，淅淅恶风，翕翕发热，鼻鸣干呕者，桂枝汤主之。

桂枝汤方

桂枝三两（去皮）　芍药三两　甘草二两（炙）　生姜三两（切）　大枣十二枚（劈）

上五味，吵咀，以水七升，微火煮取三升，去滓，适寒温，服一升，服已须臾，啜热稀粥一升余，以助药力。温覆，令一时许，遍身漐漐，微似有汗者益佳。不可令如水流漓，病必不除。若一服汗出病差，停后服，不必尽剂。若不汗，更服，依前法。又不汗，后服小促其间，半日许三服尽。若病重者，一日一夜服，周时观之。服一剂尽，病症犹在者，更作服。若汗不出者，乃服至二三剂，禁生冷、黏滑、肉面、五辛、酒酪、臭恶等物。

中风发于阳，故卫阳外浮，风着肌理之孙络，闭其外出之路，故营阴内弱。发热、恶风暨恶寒并见者，上文所谓"发热恶寒，发于阳者"是也。风袭肺窍，鼻中有清涕而气不通，故鼻鸣。风沍肌腠，脾阳内停，水湿不能作汗外达，故胃气不和而干呕。桂枝汤方用桂枝以通肌理达四肢，芍药以泄孙络、生姜、甘草、大枣以助脾阳，又恐脾阳之不动也，更饮热粥以助之，而营阴之弱者振矣。营阴弱者振，然后汗液由脾而泄于肌腠者，乃能直出皮毛，与卫气相接，卫始无独强之弊，所谓"阴阳和而自愈"者也。

太阳病，头痛，发热，汗出，恶风者，桂枝汤主之。

邪薄于外，正气不得外泄，则上冲于头，故无论伤寒中风，皆有头痛之症。两太阳穴（在目外眦旁），最为空虚，故上冲之气，此最先受。初病便发热者，为其发于阳也。当皮毛开泄之时，风袭汗孔之虚，内薄肌腠，肌腠为孙络丛集之区（草书"丝"字近形于孙，故《内经》俱作孙络，即今西医所谓微丝血管），营气居之，营气随受随抗，故一病即见发热。皮毛本开，故汗自出。风从汗孔入犯肌肉，故恶风。所以用桂枝汤者，取其辛甘发散，但令脾阳内动，营气自能作汗，从肌理泄出皮毛，然后肌表通彻，风邪即从汗解矣。无如近世庸工，谬以芍药为酸寒，又不知姜、枣、甘草为扶脾主药。桂枝、甘草所用不过三五分，生姜不过三片，红枣不过三枚，桂枝汤乃无复愈疾之功，可笑亦可叹也。

太阳病，项背强几几，反汗出恶风者，桂枝加葛根汤主之。

桂枝加葛根汤方

桂枝三两（去皮）　芍药三两　甘草二两（炙）　生姜三两（切）　大枣十二枚　葛根四两

上六味，以水七升，内诸药，煮取三升，去滓，温服一升。不须啜粥，余如桂枝将息及禁忌法。

太阳经脉，出脑下项，挟脊抵腰中。寒邪随经下陷，则项背强几几，鸟之短羽貌，犹诗所谓"不能奋飞"也。邪阻太阳经脉，至于拘挛不解，坐卧行起，无不牵掣，一似寒邪伤于表分，经脉被束而不舒，然果系寒郁于表，即不当见汗出恶风之中风证，今乃反见汗出恶风，则其为桂枝证无疑。但病邪既陷太阳经输，固当加葛根以提而出之，其不用葛根汤者，有汗则皮毛本开，不必再用麻黄也。

太阳病，下之后，其气上冲者，可与桂枝汤。若不上冲者，不得与之。

太阳之病本无当下之理，一经误下，则变证百出。魄汗未尽，挟表寒内陷，则利遂不止而病寒湿，此宜用四逆、理中者也。挟标阳内陷，则转为协热利，此宜用大承气者也。若标阳并寒水，因误下而停蓄膈上，则为大小结胸，此宜大陷胸汤、小陷胸汤者也。若表寒因之而留滞心下，则结而成痞，此宜用泻心汤者也。又其甚者，寒湿太重，一下而成无阳之藏结，是又在不可攻之例矣。是故一经下陷，而气不还者，则气不上冲。下陷而有所留滞，则气亦不上冲，所以不得与桂枝汤者，为其已成坏病也。惟其虽经误下，而气仍欲出表，不甚则为微喘，桂枝汤加厚朴杏子主之，甚则利不止而脉促，葛根汤主之。要其为气上冲则一也。盖仲师虽言可与桂枝汤，一于本方加厚朴、杏仁，一于本方加麻黄、葛根，固未尝不可随证变通耳。

太阳病三日，已发汗。若吐下，若温针，仍不解者，此为坏病，桂枝不中之也。观其脉证，知犯何逆，随证治之。

太阳病，汗、吐、下、温针，病仍不解，仲师但言"桂枝不中与"。又曰："观其脉证，知犯何逆，随证治之。"然未尝标明何证何方，令人无从揣测，此当研求而得其大要，以为临证标准。假如发汗、温针亡阳，则有脉微、身寒之变，宜桂枝加附子汤。吐伤中气，气逆脉促者，宜生姜半夏汤。下之而寒水下陷，利遂不止，脉濡滑者，宜四逆、理中辈。汗、吐、下、温针之后，阳明生燥，脉洪渴饮者，宜人参白虎汤。发汗烧针，阳浮于外，吸引少腹之气上冲，欲作奔豚，则宜桂枝加桂汤。发汗后脐下微有水气，欲作奔豚，则宜苓桂甘枣汤。散见于《伤寒》、《金匮》者，不胜枚举。略标出之，以俟学者类推。

桂枝本为解肌，若其人脉浮紧，发热汗不出者，不可与之。常须识此，勿令误也。

桂枝解肌，所以别于麻黄之解表，而于发热有汗恶风者宜之。若脉浮紧汗不出者，邪正方相持于皮毛，所赖营气未虚，血热足与外寒相抵，奈何在表之寒邪，不驱之外泄，而反引之入里乎！不特此也。皮毛不开而张发肌理之阳气，外不得泄而郁于皮毛之内，不病喘逆，即增烦燥。近人不明此理，反谓桂枝汤为敛汗之剂（陈修园亦不免）。与后文"当以汗解，复发其汗"诸条，显相抵牾。按之"解肌"二字，已不可通，推原其故，皆由李时珍《本草》误人。盖因本方有芍药，李时珍《纲目》，不知何所依据，目为酸寒，市医以耳为目，于是谬谓"芍药监桂枝之燥，及敛肝阴"之邪说。不知芍药在《本经》，但言苦平，苦者主泄，故能通营分之凝结。肌理为孙络满布，风袭肌理，营气凝闭而不解，故用芍药以泄之。妇人腹痛及疮痈、肿痛皆用之，亦正以解血络之凝闭也（今人内证用白芍，外科用赤芍，其实则一）。然则桂枝汤之解肌，芍药实为主要，反谓监桂枝之燥烈，有是理乎？予尝亲试之。白芍甘而微苦，赤芍则甚苦，而皆无酸味（黄坤载《长沙药解》亦以为酸寒，真是糊涂万分）。明乎此，仲景立方本旨，乃可大白矣。

　　若酒客病，不可与桂枝汤，得之则呕，以酒客不喜甘故也。喘家，作桂枝汤加厚朴杏子佳。凡服桂枝汤吐者，其后必吐脓血也。

　　酒之为气，标热而本寒（初饮则身热，酒后则形寒）。标热伤肺，则为喘，本寒伤脾，则为痰，故治酒客病者，法当利肺而舒脾。肺气利则标热泄而喘满除，脾气舒则本寒化而湿痰解。桂枝汤方中加厚朴之苦温，以去脾藏之湿，杏仁之苦泄，以疏肺藏之热，或可用之，否则肺脾二藏多湿热之人，本不喜甘，更用大枣以助脾湿而壅肺气，无论服汤必呕，而标热一盛再盛，肺痈既成，必吐脓血。如不得已而用桂枝汤，或加厚朴、杏仁而去大枣，理亦可通，以肺脾多湿热之人，本兼痰喘故也。故仲师首节言不可与，言其正也。次言加厚朴、杏子，言其权也。三节言甘味壅塞，必吐脓血，极其变也。仲师于此不出方治，但举喘家加厚朴、杏子，使人自悟加减之法，于不言中求生活耳。不然，下之微喘条，后文自有方治，此处何烦赘说乎？盖特为酒客言耳。莫氏谓：凡服桂枝汤条，当在"喘家"之前，非仲师本旨，不可从。若夫既呕脓血，仲师自有治法。《金匮·呕吐篇》云："不可止呕，脓尽自愈。"不当止呕，但需排脓，则狐惑篇赤小豆当归散，《疮痈篇》排脓散，并可用也。包识生以首节为营实之禁忌桂枝，次节为卫实之禁忌桂枝，似也。三节为营卫俱实之禁忌桂枝，则非也。服桂枝而吐，与上得汤则呕何异？何所见而与首条殊异乎。况以伤寒通例论，中风一证，原系营实卫虚，若以为营实当禁桂枝，中风一证，先当禁用桂枝矣。自来注释家，多犯顾此失彼之误，伤寒所以无通才也（实为邪实，风胜而血弱也。慎勿以邪实营弱而误认虚证）。

太阳病，发汗，遂漏不止，其人恶风，小便难，四肢微急，难以屈伸者，桂枝加附子汤主之。

桂枝加附子汤方

桂枝汤加附子一枚（炮，去皮，破八片）

发汗遂漏不止，与下之利遂不止同，皆用药过当之失也。盖发汗则毛孔大开，皮毛为卫阳所属，卫阳以发汗而虚，毛孔乃欲闭不得，风袭毛孔之虚，因而恶风。汗与小便，同源而异趋，春夏汗多则小便少，秋冬汗少则小便多，可为明证。汗不能止，水液能外而不能内，故小便难也。津液从皮毛外泄，则四肢脉经脉不濡，屈伸为之不利。夫汗出恶风原属桂枝汤本证，惟表阳不固，不得不于本方中加熟附子一枚，以固表阳，但令表阳能复。卫气之属于皮毛者，自能卫外而为固，于是漏汗止，而诸恙自愈矣。

太阳病，下之后，脉促胸满者，桂枝去芍药汤主之。若微寒者，桂枝去芍药加附子汤主之。

汗下之后，病情未离肌腠，则仍宜桂枝汤。上节于汗后表阳虚者，则加附子以温之。本节则于下后阴虚，及阴阳并虚者，更示人以加减之法也。下后气上冲，则脉促而胸满。气上冲者，阳有余而阴不足，芍药苦泄伤阴，非阴虚者所宜，故去之。若下后脉微，则里阴虚，所以知其为里阴虚者，以脉管中血液不足知之也。下后身寒，则表阳虚，所以知其为表阳虚者，以腠理血热不胜表寒知之也。阴虚故去芍药，此与脉促胸满同。阳虚故加熟附子一枚，此与发汗后漏遂不止同。学者于此，可以观其通矣。

太阳病，得之八九日，如疟状，发热恶寒，热多寒少，其人不呕，清便欲自可，一日二三度发。脉微缓者，为欲愈也。脉微而恶寒者，此阴阳俱虚，不可更发汗、更吐、更下也。面色反有热色者，未欲解也。以其不能得小汗出，身必痒，宜桂枝麻黄各半汤。

桂枝麻黄各半汤方

桂枝一两十六铢　芍药、生姜、麻黄（去节，后仿此）　甘草各一两　大

枣四枚　杏仁二十四枚（汤浸，去皮尖及两仁者）

上七味，以水五升，先煮麻黄一二沸，去上沫，内诸药，煮取二升，去滓，温服一升。

人一身毛孔，为魄汗从出之路，卫气主之。卫气行水，故称寒水，所以无汗之太阳病，外寒为多。人一身肌腠孙络交互，营气主之。营气行血，易于生热，所以有汗之太阳病，表热为甚。疟病由汗液不彻，留着毛孔之里、肌理之外，发时则先寒后热，固为肌表同病，太阳病如疟状者亦然。得太阳病八九日，已在一候之后，于法当传阳明，乃更发热恶寒，则不传阳明可知。便是热多寒少，其人呕，大便硬，或小便赤痛，尤当为少阳阳明同病。今则其人不呕，则胆胃无上逆之气。清便自可，则肠中及下焦，并无燥热之象，且疟之将愈，以发无定候为验。今一日二三度发，则太阳之邪当随汗解，此正在必先振慄郄复汗出而愈之例。设脉弦者，可与小柴胡汤，脉不弦而微缓，即可决为将愈，并小柴胡亦可不用。所以然者，凡病血分热度渐高则病加，热度渐低则病退，脉微而缓，热度渐低之证也。然同是脉微，要不可执一而论。若脉微而身寒，则又为阴阳俱虚，不可发汗、更吐、更下，仲师虽不出方治，要以四逆、理中为宜。若面有热色，微赤，如郁冒状，则营热欲泄为汗，而皮毛不达也。且营热内张，毛孔外塞，则其身必痒，故宜桂枝麻黄各半汤，以期肌表双解，则一汗而愈矣。

太阳病，初服桂枝汤，反烦不解者，先刺风池、风府，却与桂枝汤则愈。

风池穴在脑后，风府在背脊第三节下。凡风邪之中人，必从脑后及背后输入，乘其虚也，故俗称"仙人只怕脑后风"。太阳中风，既服桂枝汤，便当蒸发腠理之血液，泌汁而成汗。然不能直出于表，药力助血热内张，必有反烦不解之见证。所以然者，则以风邪从入之穴，抑塞而不通也。故但需刺二穴以泻之，更服桂枝汤，便当汗出而愈矣。所以然者，则以此二穴最空虚，为营分热力所不达，故初服桂枝汤而无济也。

服桂枝汤，大汗出，脉不洪大者，与桂枝汤如前法。若形似疟，日再发者，汗出必解，宜桂枝二麻黄一汤。（此条订正）

桂枝二麻黄一汤方

桂枝一两十七铢　芍药一两六铢　麻黄十六铢　生姜一两六铢　杏仁十六枚　甘草一两二铢　大枣五枚

上七味，以水五升，先煮麻黄一二沸，去上沫，内诸药，煮取二升，去滓，温服一升，日再服。

服桂枝汤而大汗出，设风邪即从汗解，脉当和缓，为其风邪去而营气和也。设大汗后不见洪大之脉，而病仍不解，则阳明未曾化燥，故宜与桂枝汤如前法，不妨一汗再汗。此条与后一条为比例，后条脉见洪大，故宜白虎，本条脉不洪大，故仍宜桂枝。传写者脱去"不"字耳。若既服桂枝汤，形似热多寒少之疟，日再发而无定候，但令营气与卫气和则一汗可愈。然必用桂枝二麻黄一汤者，则以营分之血热，胜于卫分之水气故也。

服桂枝汤，大汗出后，大烦，渴不解，脉洪大者，白虎加人参汤主之。(汤方载《阳明篇》)

治病之法，愚者察同，智者察异。服桂枝汤大汗出，与上节同。而前证与桂枝汤如前法者，为其脉不洪大，且无烦渴之变证也。夫大汗之后，营阴苟略无耗损，则当外安静而内润泽。今乃心神烦冤，大渴引饮，则太阳寒水外尽，阳明燥气内张，心营被灼，故大烦。胃液顿涸，故大渴。方用石膏、知母以除烦，生甘草、粳米加人参以止渴，而烦渴解矣，此白虎汤加人参之旨也。惟近世用人参多系种参，吉林人以硫水溉之，使易发生，每含温性，似不如西洋参为适用，然西医称其能补胃液。北京产妇多服之，则竟用辽参，亦未为不合也。

太阳病，发热恶寒，热多寒少，宜桂枝二越婢一汤。脉微弱者，此无阳也，不可发汗。(此条订正)

桂枝二越婢一汤

桂枝、芍药、麻黄、甘草各十八铢　大枣四枚　生姜一两二铢　石膏二十四铢 (碎绵裹，后仿此)

上七味，以水五升，煮麻黄一二沸，去上沫，内诸药，煮取二升，去滓，温服一升。

此节为风寒两感治法。中风之确证在发热，伤寒之确证在恶寒。热多寒少，则风重而寒轻，师于是用桂枝二以解肌，越婢一以解表，便当汗出而愈。设令寒多热少，麻黄重于桂枝，不可言知，越婢之有石膏，又当在禁例矣。按"宜桂枝二越婢一"汤句，当在"热多寒少"下，今在节末，实为传写之误。否则既云不可发汗，犹用此发汗之药，有是理乎？若夫脉微弱而无阳，恶寒甚，则宜干姜附子汤，不甚，亦宜芍药甘草附子汤，此正可以意会者也。

服桂枝汤，或下之，仍头项强痛，翕翕发热，无汗，心下满，微痛，小便不利，桂枝去桂加茯苓白术汤主之。小便利，则愈。

桂枝去桂加茯苓白术汤方

芍药三两　甘草二两　生姜、白术、茯苓各三两　大枣十二枚

上六味，以水八升，煮取三升，去滓，温服一升。

服桂枝汤，汗从肌腠外泄，便当尽剂而愈。或服汤已，而汗出不彻，或因表汗未泄，而反下之，则水气当停心下。水郁于中，则阳冒于上，而头项为之强痛。翕翕发热而无汗者，停蓄之水，不能作汗故也。水停心下，则心下满而微痛。水气不行，故小便为之不利。方用芍药、甘草以舒头项之强急，生姜、大枣温中而散寒，白术、茯苓去水而降逆，但使水道下通，则水之停蓄者，得以舒泄，而标阳之郁于头项及表分者散矣。邪不陷于在背之经输，故不用升提之葛根。水在心下而不在下焦，故不用猪苓、泽泻。去桂枝者，则以本病当令水气内消，不欲令阳气外张故也。

伤寒脉浮，自汗出，小便数，心烦，微恶寒，脚挛急，反与桂枝，欲攻其表，此误也。得之便厥，咽中干，烦躁，吐逆者，作甘草干姜汤与之，以复其阳。若厥愈足温者，更作芍药甘草汤与之，其脚即伸。若胃气不和谵语者，少与调胃承气汤。若重发汗，复加烧针者，四逆汤主之。

甘草干姜汤方

甘草四两　干姜二两

上两味，以水三升，煮取一升五合，去滓，分温再服。

芍药甘草汤方

芍药、甘草（炙）各四两

上两味，以水三升，煮取一升五合，去滓，分温再服。

自汗出，微恶寒为表阳虚。心烦，小便数，脚挛急为里阴虚。盖津液耗损，不能濡养筋脉之证也。表阳本虚，更发汗以亡其阳，故手足冷而厥。里阴本虚，而更以桂枝发汗，伤其上润之液，故咽中干。烦燥吐逆者，乃阳亡于外，中气虚寒之象也，故但需甘草干姜汤温胃以复脾阳，而手足自温，所以不用附子者，以四肢禀气于脾，而不禀气于肾也。其不用龙骨、牡蛎以定烦燥，吴茱萸汤以止吐逆者，为中脘气和，外脱之阳气，自能还入胃中也。此误用桂枝汤后救逆第一方治，而以复中阳为急务者也。至于脚之挛急，则当另治。脾为统血之藏，而主四肢，血中温度，以发汗散亡，不能达于上下，故手足厥。阳气上逆，至于咽干吐逆，则津液不降。血不濡于经脉，故脚挛急。师为作芍药甘草汤，一以达营分，一以和脾阳，使脾阳动而营气通，则血能养筋而脚伸矣。此误用桂枝汤后救逆第二方治，以调达血分为主者也。（芍药通血之瘀，故妇入腹中疾痛用之，外证痈脓胀痛亦用之，可以识其效力矣）。至于胃气不和，谵语，重发汗、烧针亡阳，则于误发汗，外歧出之证，治法又当别论。夫胃中水谷之液充轫，则润下而入小肠。胃中之液，为发汗所伤，则燥实不行，壅而生热。秽热之气，上冲于脑，则心神为之蒙蔽，而语言狂乱，则稍稍用调胃承气以和之。若以发汗手足冷，烧针以助其阳气，阳气一亡再亡，不独中阳虚，并肾阳亦虚，乃不得不用四逆汤矣（芍药甘草汤，并肠痛之右足不伸者用之亦效。甲戌六月，于陆家根验之）。

问曰："证象阳旦，按法治之而增剧，厥逆、咽中干，两经拘急而谵语。师言夜半手足当温，两脚当伸，从如师言，何以知此。"答曰："寸口脉浮而大，浮为风，大为虚，风则生微热，虚则两胫挛。病形象桂枝，因加附子参其间，增桂令汗出，附子温经，亡阳故也。厥逆，咽中干，烦燥，阳明内结，谵语烦乱，更饮甘草干姜汤。夜半阳气还，两足当热，胫尚微拘急，重与芍药甘草汤，尔乃胫伸。以承气汤微溏，则止其谵语，故知病可愈。"

此节申明上节之义，示人治病之法，当辨缓急也。太阳中风，发热汗出恶风，为桂枝汤证，惟脚挛急不类。按寒湿在下，则足胫酸疼，当用附子以温肾，却不知此证之自汗出为表阳虚，心烦、脚挛急为里阴虚，更用桂枝发汗，则表阳更虚，而手足冷。汗出则里阴更虚，由是津液不足而咽干，血不养筋而拘急，胃中燥而谵语，但救逆当先其所急。手足厥冷，为胃中阳气亡于发汗，不能达于四肢，故先用干姜甘草汤以复中阳，而手足乃温。胫拘急为血随阳郁，不能下濡筋脉，故用疏营分瘀滞之芍药，合甘缓之甘草，使血得下行而濡筋脉，而两脚乃伸。至如胃中燥热而发谵语，则为秽浊上蒙于脑，一下而谵语即止，故治法最后。

太阳病，项背强几几，无汗，恶风，葛根汤主之。

葛根汤方

葛根四两　麻黄三两　芍药二两　生姜二两　甘草二两　大枣十二枚

桂枝二两

上七味，以水一斗，先煮麻黄、葛根减二升。去上沫，内诸药，煮取三升，温服一升，覆取微似汗。

太阳与阳明合病者，必自下利，葛根汤主之。

太阳与阳明合病，不下利，但呕者，葛根加半夏汤主之。

葛根汤加半夏半升 (洗)。

太阳之气，卫外之阳气也，合营卫二气为以为用者也。气之化为水者，汗也，故称太阳寒水。寒水者，里气为表寒所化，与病邪俱去之大转机也 (服麻黄汤后，所出之汗多冷，此为明证)。设寒水不能外泄为汗，郁于经输之内，为强为痛。陷于足阳明胃，下泄而为利，上泛而为呕。故必用升提之品，将内陷之邪提出，然后太阳寒水，乃能从肌腠皮毛外泄而为汗，此葛根汤之作用也。独怪近世庸工，于大热之阳明府证，往往漫投葛根。夫清阳明之热，自有白虎、承气二方，安用此升提之品乎！元人张洁古妄以为阳明仙药，并言邪未入阳明，不可轻用，不知桂枝加葛根汤及葛根汤二方，果为邪入阳明设乎！抑邪入阳明之后，可更用麻黄、桂枝以发皮毛肌腠之汗乎！李时珍《本草》犹采其说，真所谓大惑不解矣。按次节"自下利"，与首节"下陷经输"同，故但用葛根汤本方以升提之，三节"不下利但呕"，为水气上逆，故加生半夏以抑之 (仲师所谓"更纳半夏以去水"是也)，所谓同中求异也。又按太阳阳明合病，非太阳表证未罢，即见潮热渴饮不大便谵语之谓，以太阳汗液不能畅行于表，反入于里，与太阴之湿并居，水气甚，则由胃入肠而成下利之证。水气不甚，则渗入中脘，胃不能受而成不下利而呕逆之证。不曰太阳与太阴合病，而曰与阳明合病者，一因下利由胃入肠，一因水气入胃，胃不能受而病呕逆，病机皆假道阳明，故谓与阳明合病也。

太阳病，桂枝证，医反下之，利遂不止。脉促者，表未解也。喘而汗出者，葛根黄芩黄连汤主之。

葛根黄芩黄连汤方

葛根半斤　甘草二两　黄芩三两　黄连三两

上四味，以水八升，先煮葛根减二升，内诸药，煮取二升，去滓，分温再服。

此节"医反下之"至"表未解也"为一证，"喘而汗出者"又一证。太阳魄汗未尽，误下者利不止，此与内陷之自利，略无差别。但仲师于此节郑重分明，历来为注释家所误，未能分析，致仲师立言本旨，如坠五里雾中，今特为分析言之。仲师曰："脉促者，表未解也。表属皮毛，皮毛未解，固不宜专用解肌之桂枝汤。"脉促，即浮紧之变文。曰："表未解"，则仍为葛根汤证，与上"自下利证"同法，不言可知。惟喘而汗出，则阳热内盛，里阴外泄，乃为葛根芩连汤证。其作用正在清热而升陷，注家含糊读过，妄谓喘而汗出，即上所谓表未解，夫岂有表未解而汗出者乎？

太阳病，头痛发热，身疼腰痛，骨节疼痛，恶风，无汗而喘者，麻黄汤主之。

麻黄汤方

麻黄二两　桂枝二两　甘草一两　杏仁七十枚

上四味，以水九升，先煮麻黄减二升，去上沫，内诸药，煮取二升半，去滓，温服八合。覆取微似汗，不须啜粥，余如桂枝法将息。

寒从表郁，则里热无所发泄，迫而上冲于脑，即为头痛。太阳穴最空虚，故受之最早。血热与外寒抗拒，故发热。表寒甚，则周身血液与水气皆凝，故身疼。腰痛者，太阳寒水不得通于下焦也。一身骨节疼痛者，水气不能外散，流入关节也。表寒故恶风，皮毛与肺气俱闭，故无汗而喘。但病象虽多，要以开泄毛孔，使魄汗外达，为不二法门。但令肺气外通，则诸恙不治自愈，此麻黄汤所以为伤寒之圣药也。独怪近人畏忌麻黄，徒以荆芥、防风、豆豉、牛蒡等味，敷衍病家，病家亦以其平易而乐用之，卒之愈疾之功不见。呜呼！此医道之所以常不明也。

太阳与阳明合病，喘而胸满者，不可下，宜麻黄汤。

太阳与阳明合病，有寒水陷肠胃而下利者，有水气积于心下，胃不能受，而呕逆者，前文已详言之矣。惟太阳之表寒未彻，阳热内郁，肺气不宣，则上冲而喘。太阳水气积于心下，胃不能受，则病胸满。此证表寒为甚，不可妄下，下之必成结胸。但令毛孔开泄，胸膈间水气，悉化为汗，而泄于皮外，则水气尽而胸满除，肺气开而喘自定矣。此其所以宜麻黄汤也。

太阳病，十日以去，脉浮细而嗜卧者，外已解也。设胸满胁痛者，与小柴胡汤；脉但浮者，与麻黄汤。

太阳病十日以去，则已经过七日之期，诊其脉，浮而细，则标阳已衰。嗜卧，则表热已退。由躁而静，其为太阳解后，不传阳明可知。若水气留于心下而见胸满，水气结于肾膀之上而见胁痛，则为太阳水气内陷。故同一浮细之脉，水气由少阳三焦牵涉寒水之脏腑，则外仍未解。寒水之藏，属足少阴，故脉细。此时虽无潮热，而太阳水气未尽，故仍宜小柴胡汤以解外。故脉但浮而不细者，水气当在膈上，而但见胸满之证，与上节麻汤证同，不定牵涉足少阴而并见胁痛，故不见少阴微细之脉，此当于无字处求之者也。

太阳中风，脉浮紧，发热恶寒，身疼痛，不汗出而烦燥者，大青龙汤主之。若脉微弱，汗出恶风者，不可服，服之则厥逆，筋惕肉眴，此为逆也。

大青龙汤方

麻黄六两　桂枝二两　甘草二两　杏仁四十枚　大枣九枚　生姜三两　石膏如鸡子大

上七味，以水九升，先煮麻黄，减二升，去上沫，内诸药，煮取三升，去滓，温服一升。取微似汗，出多者，温粉扑之。一服汗出者，停后服。

伤寒，脉浮缓，身不疼，但重，乍有轻时，无少阴证者，大青龙汤发之。

此二节表明大青龙汤证治，而并申言其禁忌也。盖此方与桂枝二越婢一汤同意，但以杏仁易芍药耳。前以发热恶寒为发于阳，故虽"脉浮紧，身疼痛，不汗出"并同伤寒，仲师尤以中风名之，为其发于阳也。惟其风寒两感，故合麻黄、桂枝二方，以期肌表两解。惟其里热为表寒所压，欲泄不得，因而烦燥不安，故加鸡子大之石膏一枚。如是则汗液外泄，里热乘机进出，乃不复内郁而生烦燥矣。盖表证为"发热，恶寒，身疼痛"，里证为"烦燥"，皆以不汗出为主要。一身之毛孔，受气于肺，肺在人身，譬之发电总机，总机停止，则千百电机，为之牵掣而俱停。肺中一呼吸，毛孔亦一呼吸，今以风寒遏皮毛与肺，以致表里俱病，故汗一出而发热、恶寒、疼痛、烦躁悉愈，是何异总电机发而光焰四出也。此首节用大青龙汤之义也。若夫脉浮缓，则其病在肌而不在表。气疏故身不疼。寒湿沍于肌理，不能作汗外泄，故身重。乍有轻时者，此非外寒渐减，实为里热之将盛。肌理为营血所居，与统血之脾相应，人之一身，惟血最热，肌理不开，里热易炽，故亦宜大青龙汤发之，脾藏之伏寒积湿，悉化为汗，从皮毛外出，而里热自清。盖即本论所谓"脉浮而缓，手足自温，系在太阴"之证，病机系在太阴，而发于太阳之肌腠，故治法仍以太阳为标准。此次节用大青龙汤之义也。至如脉微弱，则里阴虚，汗出恶风，则表阳又虚，更以发汗重伤其表阳，则为厥逆。里阴虚者，水液本不足供发汗之用，而更用大青龙汤责汗于血，则血不足以养筋濡分肉，则里阴重伤，必且筋惕而肉瞤。盖脉微弱与脉微细者相近，汗出恶风，与恶风蜷卧者亦相近，此正为太阴将传少阴之候。合观无少阴证者，大青龙汤发之，可以知所宜忌矣。黄坤载补真武汤为救逆方治，确有见地。

伤寒表不解，心下有水气，干呕，发热而咳，或渴，或利，或噎，或小便不利，少腹满，或喘者，小青龙汤主之。

小青龙汤方

麻黄、桂枝、芍药、细辛、干姜、甘草各三两　半夏半斤（洗）

五味子半斤

上八味，以水一斗，先煮麻黄减二升，去上沫，内诸药，煮取三升，去滓，温服一升。若渴，去半夏加瓜蒌根三两。若微利，去麻黄加荛花，如鸡子大，熬令赤色；若噎去麻黄，加附子一枚，炮；若小便不利，少腹满，去麻黄，加茯苓四两；若喘，去麻黄，加杏仁半斤，去皮尖。

伤寒，心下有水气，咳而微喘，发热不渴，小青龙汤主之。服汤已，渴者，此寒去欲解也。（此条订正）

痰饮之源，始于水气，水气之病，则起于伤寒。使寒泣皮毛，早服麻黄汤，一汗之后，表气当从汗孔散出，惟其失时不治，寒水凝泣不出，因与脾藏之湿，合并而成饮。水气在胃之上口，胃不能受，则为干呕、为咳、为喘。水气下陷于十二指肠，则为利、为少腹满。水气阻隔，液不上承，则为渴。水合痰涎阻于上膈，则食入而噎。水和痰涎下走输尿管中，黏滞而不得畅行，故小便不利。间或水气上行，冲激肺藏而为微喘与咳，或营气为水邪所郁而生表热。水气上承喉舌，因而不渴。失时不治，即为痰饮，故小青龙汤为《痰饮篇》咳逆倚息之主方。但令太阳水气得温药之助，作汗从毛孔外泄，则心下水邪既尽，津液不能独存，故服汤已而渴者为欲解，但此条为不渴者言之耳。若阳气为水邪隔塞，不得上至咽喉而渴，得小青龙汤温化，必反不渴。以水气作汗外泄，胃中津液，以无所阻隔而上承也（说见《金匮》苓甘五味姜辛汤条下）。

太阳病，外证未解，脉浮弱者，当以汗解，宜桂枝汤。

发端但言太阳病，原不能定其伤寒、中风。设伤寒发汗以后，犹见有汗恶风之象，即为外证未解。要其为病在肌腠，即与中风无别。按其脉浮而弱，浮为风邪外薄，弱则血分热度太低，不能抵抗外邪，故亦宜桂枝汤，以助营分之热，但令热度略高，足以蒸化汗液，则余邪悉从汗解而病愈矣。

太阳病，下之微喘者，表未解故也，桂枝加厚朴杏仁汤主之。

桂枝加厚朴杏仁汤方

桂枝三两　甘草二两　生姜三两　芍药三两　大枣十二枚　杏仁五十枚
厚朴二两（炙，去皮，后仿此）

上七味，以水七升，微火煮取三升，去滓，温服一升，覆取微似汗。

前文喘家用桂枝汤加厚朴杏子佳，为酒客病言之也。酒客则伤脾与肺，固当加厚朴以燥脾藏之湿，杏仁以疏肺藏之气，然究非正治，特酒客病未曾化热者宜之耳，若已化热，其势将成肺痈。上节云："不可与桂枝汤，得之则呕。"后节又云："凡服桂枝汤呕者，其后必吐脓血。"可见虽加厚朴、杏子，犹非所宜也。若本节太阳病下之微喘，此方乃为正治。盖病在太阳，原有因误下而成痞、成结胸者，若下后不见坏病，而但见微喘，则病气犹在肺与皮毛。盖伤寒表不解，原有水停心下而喘，宜小青龙汤者。但微喘而不兼咳，心下水气甚微，可决为非小青龙证，此正与下后气上冲可与桂枝汤同例。究其所以喘者，则以心下微有水气，肺气不宣之故，故于桂枝汤方中，加厚朴、杏仁以蠲微饮，而宣肺郁，则汗一出而微喘定矣。此桂枝加厚朴杏子，所以为下后微喘之主方也。

太阳病，外证未解，不可下也，下之为逆。欲解外者，宜桂枝汤。

太阳病，先发汗不解，而复下之。脉浮者，不愈。浮为在外，而反下之，故令不愈。今脉浮，故知在外，当先解外则愈，宜桂枝汤。

此二节申言外证未解，虽有阳明证不可下之之例。太阳伤寒，始病则在皮毛，既而血热与表寒战胜，热发汗出，便当痉可。其不愈者，则其病已在肌腠，桂枝汤其主方也。但病在肌腠，至于发热汗出，其病已近阳明，间有渴饮汗出而热不解者。设不明其病在肌腠，而以承气下之，则肌腠凝冱之湿邪，既不能随下而尽，而中气一虚，反以牵掣其外出之路，故曰下之为逆。若夫先发汗不解，而见燥渴恶热之阳明证，于是本先汗后下之例，复用承气汤以下之。设外邪已解，直当一下而愈。无如病者尚见浮脉，浮脉在外，故伤寒则见浮紧，中风则见浮缓，所以别于里证也。今病者反见浮脉，故不当一下而愈。所以然者，以其人虽有阳明里证，风邪犹在肌腠，里热反为外邪所吸，虽用硝黄，不得下行，故曰当先解外则愈。此正表解乃可攻里之旨，非谓必无里证，并非谓不可攻下也。不然，仲师但言解外即愈可矣。何必曰先解外乎。

　　太阳病，脉浮紧，无汗，发热，身疼痛，八九日不解，表证仍在，此当发其汗，麻黄汤主之。服药已，微除，其人发烦，目瞑，剧者必衄，衄乃解。所以然者，阳气重故也。（此条订正）

　　太阳病，脉浮紧，发热，身无汗，自衄者愈。

　　太阳病而脉见浮紧，为伤寒本脉。无汗身疼痛，无论发热与否，俱为伤寒本病。虽过经一二日，虽发热而脉证未变，其为麻黄汤证，确然无可疑者。惟太阳伤寒，始病则起于皮毛，卫阳为表寒所困，水气不能外达，因而无汗。肌肉中血热与之相抗，血热战胜，因而发热，但血分之热度高低不等。设令血中热度，仅足与表寒相抵，则服麻黄汤后，热当随汗而解。设血中热度太高，虽服麻黄汤后，表证略轻，然以阳热太甚之人，骤得麻黄升发之力，郁热必上冲于心而发烦，上冲于脑而目为之瞑，甚为颅骨为开，血从骨缝中溢出，从阙上下走鼻孔，是为衄，衄后其病方解。所以然者，血热太胜，不能悉从皮毛散故也。至如血之热度最高者，虽不服麻黄汤，亦能自衄而愈。所以然者，血与汗同源而异物，故夺血者不可发汗，疮家不可发汗，有金创者不可发汗，以血去液少故也。近日医家以血为红汗，意即本此。

　　二阳并病，太阳初得病时，发其汗，汗先出不彻，因转属阳明，续自微汗出，不恶寒。若太阳病证不罢者，不可下，下之为逆。如此，可小发汗。设面色缘缘正赤者，阳气怫郁在表，当解之熏之。若发汗不彻，不足言，阳气怫郁不得越，当汗不汗，其人躁烦，不知痛处，乍在腹中，乍在四肢，按之不可得，其人短气，但坐，以汗出不彻故也。更发汗则愈，何以知汗出不彻，以脉涩故知也。

　　二阳并病，与上太阳阳明合病，同源而异证。故有太阳水气未能作汗，外泄流入肠胃而成下利者，有因汗液不彻，水气郁于胃之上口而病呕逆者。以水气不尽，牵涉足阳明胃，故谓之合病。今以汗出不彻，转属阳明，其病亦由水气内停，非胃中有燥屎邪热、上熏脑部，心神无所寄托而作谵语之证也，亦非大实满痛。阳明支脉从腹下髀走伏兔者，牵掣右膝膑而不良于行也。虽续自汗出，不恶寒，时有阳明见象，但兼有"项背强，汗出，恶风"诸证，一经误下，反伤在里之阳气，不能助之出表，即前文所谓"外证未解不可下，下之为逆也。"此证当以发汗为正治。但仲师言可小发汗，而不出方治。张隐庵以为桂枝麻黄各半汤，似亦未当。夫麻黄本为无汗恶寒而设，岂有"续自微汗出，不恶寒"而可用麻桂各半汤者，其必为桂枝加葛根无疑也（此为第一段）。设太阳标热，欲泄不得，则必郁而上浮，视病者之面，赤色渐次增加，则较之微汗出不恶寒者，证情殊异，治法正自不同。但需荆芥、防风、紫苏、僵虫、蝉衣等味，煎汤熏其头面，阳气之内郁者，当从汗解（此为第二段）。又其甚者，发汗时仅得微汗，不足言汗出不彻。阳气以毛孔闭塞，而拂郁于皮毛及颜面者，一时未易发泄，本应用麻黄汤以发汗，濡滞而不敢用药，则肌理营血之热，为表寒所遏，热度渐高，即见躁烦。太阳水气与太阴之湿并居，阳热外张而寒湿内郁，至于不知痛处。足太阴主腹，亦主四肢，故寒湿时注腹部，时窜四肢，而痛处迄无定在。按之不可得者，以其流走而不见停蓄者也。皮毛不开，肺气阻塞，故短气。气短者，卧即喘逆，故但坐不得眠。脾主肌肉，亦主血，今以水邪混于足太阴脾，固当用桂枝汤以助脾阳而增血热，使在里之湿邪，悉从肌理外散，则一汗而愈矣，所谓"更发汗则愈"也。以其脉濇，因知其肌理为湿邪所阻，而血热不充，以肌理血热不充，因知其不能解肌而汗出不彻，此其所以宜桂枝汤也（此为第三段）。须知汗出不彻而转属阳明，与胃中燥热者迥殊，皆不当急于攻下。此节虽曰"二阳并病"，治法则仍以太阳为主也。

脉浮数者，法当汗出而愈。若下之，身重心悸者，不可发汗，当自汗出乃解。所以然者，尺中脉微，此里虚，须表里实，津液自和，便汗出愈。

脉浮数为有热，证属标阳，实即肌腠血热外抗，所谓"法当汗而愈"。已经发汗者，即后文所谓"脉浮数者，可更发汗，宜桂枝汤"之证也。未经发汗者，即后文"脉浮而数，宜麻黄汤"之证也。若经误下之后，肌肉无阳气而见身重，营血虚而见心悸，此正与"亡血家不可发汗"、"失精家不可发汗"同例。此证阳浮而阴弱，不可急治，当俟其阴气渐复，得与阳和，乃能汗出而愈。尺中脉微，胞中血虚之征，故曰里虚也。此麻黄、桂枝二汤证，因表实里虚，津液不和，而不能发汗者也。

浮脉紧者，法当身疼痛，宜以汗解之。假令尺中迟者，不可发汗，何以知之？然以营气不足，血少故也。（古人"然"字多有作"曰"字解者，宋玉《九辨》亦用"然"字，并同。故有议扁鹊《难经》多用"然"字为伪书者，则不明古训之过也）。

脉浮紧，为寒束于表，而血热内抗。法当身疼痛者，则以寒伤肌肉之故。此伤寒之脉证，宜麻黄汤以汗之者也。然尺中脉迟，与前条尺中脉微正同。尺中主下焦，亦为胞中血少而不当发汗，此亦在"夺血者不可发汗"之例。此麻黄汤证，因营气不足，而不可发汗者也。

脉浮者，病在表，可发汗，宜麻黄汤。脉浮而数者，可发汗，宜麻黄汤。

此节为里气不虚者言之，故一见"无汗，身疼痛"之证，无论脉浮及脉浮数者，皆可用麻黄汤以发之。与下后"身重，心悸，脉浮数而尺中微"，及未经误下而"尺中迟"者，固自不同也。

病尝自汗出者，此为营气和。营气和者，外不谐。以卫气不共营气和谐故尔。以营行脉中，卫行脉外，复发其汗，营卫和则愈，宜桂枝汤。

病人藏无他病，时发热，自汗出，而不愈者，此卫气不和也。先其时发汗则愈，宜桂枝汤。

此二节为病后余邪不彻，营气弱，而不能与卫气相接言之。盖即《金匮》百合病"见于阴者，以阳法救之"也。自汗出为营气和，"和"之为言"平"也，血分中热度不高之说也。血分热度不高，而病后余湿，尚凝洰肌理，不能达于毛孔之外，故力弱而不能与卫气相接。营气行于肌肉，由动脉而外出孙络，故曰营行脉中。卫气由六府淋巴管直达皮毛，不在孙络之内，故曰卫行脉外。卫气自强，故毛孔开而自汗。营气自弱，故腠理凝洰之湿不能直达毛孔，与淋巴管中排泄之废料同出而俱散，故汗出而病不愈。要惟用辛甘发散之桂枝汤，以助肌理之血热，但令血热与出表之水气同化，则营卫和而病自愈矣。此病后但见自汗，如寒无寒，如热非热，病见于营阴之弱，以阳法救之治也。至如病人藏无他病，时发热，自汗出而不愈者，其病亦由营分之弱。曰"卫气不和"者，为其淋巴管中水液，自行排泄于毛孔之外，而血分热度太低，不能排泄肌腠留恋之湿邪，两者不相和，故营分久郁而时发表热，但用桂枝汤于未发热之时，则血中热度增高，使肌肉中余湿一时蒸化成汗，与在表之水气合并而出，则营气与卫气混合为一，而病自愈矣。此病后兼见发热自汗，身形如和，其脉微数，病见于营阴之弱，以阳法救之者也。向与门人王慎轩论《金匮·百合病》仲师所处七方，皆在发于阳者以阴法救之之例，而于发于阴者以阳法救之，篇中阙而不备，慎轩以为此二条足以当之，颇为近理。仲师所以不列于百合病者，或以不用百合之故，且欲留其不尽之旨，使人于无字处求之也。

伤寒，脉浮紧，不发汗，因致衄者，麻黄汤主之。

伤寒为病，脉浮紧无汗，为一定不易之病理。麻黄汤一方，亦为一定不易之治法。但阳气太重之人，有服麻黄汤后以衄解者，亦有不待服麻黄汤而以衄解者。似不发汗而致衄，病当从衄解矣。乃自衄之后，脉之紧如故，发热恶寒无汗亦如故，此麻黄汤证不为衄解而仍宜麻黄汤者，与营虚不可发汗之证，固未可同日而语也。

伤寒，不大便六七日，头痛有热者，与承气汤。其小便清者，知不在里，仍在表也，当须发汗。若头痛者，必衄。宜桂枝汤。

伤寒不大便六七日，已及再经之期，病邪将传阳明。六七日不大便而见头痛发热，则已见阳明之证，但阳明头痛与太阳异，太阳之头痛，在额旁太阳穴，阳明头痛在阙上（两眉间曰"阙"，属阳明）。病传阳明，故阙上痛，痛则可与承气汤。惟大肠燥热，必蕴蒸输尿管及膀胱，而小便赤痛，若小便清者，则肠中无热，病邪尚在皮毛，便当用麻黄汤以发皮毛之汗。以病在肺与皮毛，太阳寒水用事，故小便清也。若太阳标热太盛，上冲于脑，则阙上或连太阳穴痛，颅骨之缝，以得热而开，必将血流鼻孔而成衄，故头痛者必衄。所以然者，以腠理不开而郁热上冒也。用桂枝汤以发肌理之汗，则汗一出而衄自止矣。

伤寒，发汗已解，半日许复烦，脉浮数者，可更发汗，宜桂枝汤。

伤寒初病为麻黄汤证，发汗已，则其病当愈。乃半日许忽然烦热，此非邪传阳明，正以肌腠余邪，未能尽随汗解，或由毛孔大开，外风袭于肌理故也。故宜桂枝汤以发之。

凡病若发汗，若吐，若下，若亡血，亡津液，阴阳自和者，必自愈。

此节言误治亡津液者，当俟其自愈，以见庸工滋阴伐阳之不可为训也。盖阴液之生，根于阳气，若蒸气然，必俟炉中炽炭釜甑，寒水乃得化气上行。设炉中无火，仅恃无阳之寒水，则生气索然矣。凡病若发汗、若吐、若下、若亡血，皆能耗损其津液，但此为药误，而非人体中燥热所致，故必静以养之。但得"身有微汗，口中不燥"，即为阴阳自和，而病当自愈。若急于养阴，而妄投生地、石斛、西洋参、麦冬之类，阳气被遏，湿痰滋生，病乃蔓延而不可治矣。

大下之后，复发汗，小便不利者，亡津液故也。勿治之，得小便利必自愈。

凡病大下后，则肠胃中淋巴管中乳糜必少，加之以发汗，更竭其皮毛肌腠之水液，因致小便不利。庸工不知病之出于汗下，一见小便不利，更用五苓散、猪苓汤以利之，重伤其津液，此病之所以不愈也。盖此证当静俟其小便自利，而不当急治，意与上节略同，所谓"以不治治之"也。

下之后，复发汗，必振寒，脉微细，所以然者，以内外俱虚故也。

下后则亡其里阴，复发汗则亡其表阳，阴阳两虚，则必背毛憟然，甚至恶寒而蜷卧。按其脉必微细，内外俱虚，病乃延入少阴，此为四逆汤证，可于言外领取之。

下之后，复发汗，昼日烦躁不得眠，夜而安静，不呕不渴，无表证，脉沉微，身无大热者，干姜附子汤主之。

干姜附子汤方

干姜一两　附子一枚（生用，去皮破八片，后仿此）

上二味，以水三升，煮取一升，去滓，顿服。

此节为汗下后虚阳外越之证，与下"妇人伤寒，经水适来"之证，适得其反。阴血实则其病在营，营气夜行于阳，故"昼日明了，夜则谵语，如见鬼状"。阳气虚，则其病在卫，卫气昼行于阳，虚阳随之俱出，故"昼日烦躁不得眠，夜而安静"。阴实者泄其热，阳虚者温其寒，但按其证情，不呕不渴，则内无实热可知。身无大热，其为虚热又可知。脉沉而微，则少阴虚寒，孤阳不归其根也。故宜干姜附子汤，以温寒水之藏，但令蒸气渐复，虚阳得所依附，乃不至荡而无归，而烦躁自愈矣。

发汗后，身疼痛，脉沉迟者，桂枝加芍药生姜人参新加汤主之。

桂枝加芍药生姜人参新加汤方

桂枝三两　芍药四两　甘草二两　人参三两　大枣十二枚　生姜四两

上六味，以水一斗二升，煮取三升。去滓，温服一升。

伤寒身疼痛，以寒邪由表及肌，伤其孙络，血络不通之故，故但须麻黄汤发汗，肌表通彻而疼痛自止。至如发汗后之疼痛，则其病专属肌腠，汗液发泄，血液加少，分肉中孙络乃凝滞而不通，所谓"不通则痛"也。试观痈疽之发，见于何部分，即痛在何部分，此无他，血络不通故也。又如跌打损伤，伤在何处，即痛在何处，亦血络不通故也。夫脉，尺中迟为营气不足，为血少，前于"脉浮紧，法当身疼痛"条下，既详言之。今乃脉见沉迟，其为汗后营气不足及血少，确为信而有征。但前条既云不可发汗矣，今乃用桂枝人参新加汤，得毋犯发汗之禁乎。不知未发汗时，禁其发汗，惧伤阴也。既发汗而疼痛，又不可不稍发汗以和之，为业经伤阴而救正之也。譬之安静无事，则无宁不生事，既生事则当务息事。新加汤方，惟桂枝、甘草、大枣，剂量同桂枝汤，盖桂枝汤原方本为宣发脾阳而设，今加人参以增胃液，胃主肌肉，脾亦主肌肉，但使胃液内生，脾阳外散，更倍通瘀之芍药，散寒之生姜，引在内之津液，贯输孙络而略无阻碍，则肌肉之疼痛可愈矣（痈疽疼痛重用赤芍者，意与此同，盖必孙络通而疼痛方止也）。

发汗后，不可更行桂枝汤，汗出而喘，无大热者，可与麻黄杏仁甘草石膏汤主之。

麻黄杏仁甘草石膏汤方

麻黄四两　杏仁五十枚　甘草二两　石膏半斤

上四味，以水七升，煮麻黄减二升，去上沫，内诸药，煮取二升，去滓，温服一升。

发汗后，半日许复烦，脉浮数者，可更与桂枝汤以发汗，此为皮毛开而肌理闭塞者言之也。今乃云"不可更行桂枝汤"，得毋自相刺谬乎？曰："否。"盖发汗之后，汗已中止，外证乃在，故乃宜桂枝汤以解外。若服麻黄汤后，汗出而喘，岂有更行桂枝汤之理，此本无待烦言者，仲师言此，特欲辨发汗后更见何证耳。使汗出而喘，壮热不解，则为胃热上冲肺部而喘，病邪已属阳明，直可决为白虎汤证，惟其身无大热而喘，仍为肺气不宣，故宜麻杏石甘汤。麻黄汤去桂枝以疏达肺气，加石膏以清里热，则表里和而喘定矣。

发汗过多，其人叉手自冒心，心下悸，欲得按者，桂枝甘草汤主之。

桂枝甘草汤方

桂枝四两　甘草二两

上二味，以水三升，煮取一升，去滓温服。

发汗后，其人脐下悸者，欲作奔豚，茯苓桂枝甘草大枣汤主之。

茯苓桂枝甘草大枣汤方

茯苓半斤　桂枝四两　大枣十五枚　甘草四两

上四味，以甘澜水一斗，先煮茯苓，减二升，内诸药，煮取三升，去滓，温服一升，日三服（作甘澜水法：取水二斗，置大盆内，以杓扬之，水上有珠子五六千颗相逐，取用之）。

水气凌心为悸，《伤寒》、《金匮》之通例也。发汗过多，虚其心阳，水

27

气乘虚上僭，则心下悸欲得按。若于发汗之后，虚阳上吸，牵引水邪上僭，脐下悸欲作奔豚，病虽不同，其为水邪上僭则一，故心下悸欲得按，则用桂枝甘草汤。脐下悸欲作奔豚，则用茯苓桂枝甘草大枣汤。皆所以培养脾胃而厚其堤防，使水气不得上窜，但此二方，皆为汗后正虚救逆之法，而非正治，是故《金匮·痰饮篇》"心下痞，膈间有水气，眩悸者，则宜小半夏加茯苓汤。""脐下悸，吐涎沫，颠眩者，为有水，则宜五苓散。"直折其水气而使之下行，病根已拔，更无须甘温补中，此虚实之辨也（心动悸则用炙甘草汤，此证心下悸，甘草亦当炙）。

发汗后，腹胀满者，厚朴生姜甘草半夏人参汤主之。

厚朴生姜甘草半夏人参汤方

厚朴（炙）半斤　生姜半斤　半夏半斤　甘草二两　人参一两

上五味，以水一斗，煮取三升，去滓，温服一升，日三服。

发汗之伤血、伤津液，前文屡言之矣，但伤血、伤津液，其病在标，标病而本不病，故仲师不出方治，而俟其自愈。至于发汗后腹胀满，伤及统血之脾藏，其病在本，此即俗所谓"脾虚气胀"也。脾虚则生湿，故用厚朴、生姜、半夏以去湿。脾虚则气不和，故用甘草以和中。脾虚则津液不濡，故用人参以滋液（西医谓人参能滋胃液，然北京妇人产后，多有三朝以后即服吉林参，眠食俱安，可见胃为生血之源，补胃即所以补血也）。则水湿下去，中气和而血液生，汗后之腹胀自愈矣。

伤寒，若吐，若下后，心下逆满，气上冲胸，起则头眩，茯苓桂枝白术甘草汤主之。脉沉紧，发汗则动经，身为振振摇者，真武汤主之。（此条订正）

茯苓桂枝白术甘草汤方

茯苓四两　桂枝三两　白术、甘草各二两

上四味，以水六升，煮取三升，去滓，分温三服。

苓桂术甘为痰饮主方，心下逆满，气上冲胸，起则头眩，为水气凌心，此与痰饮篇"胸胁支满，目眩，苓桂术甘汤主之"者，其病正同。惟"发汗动经，身瞤动，振振欲擗地"者，即后文真武汤证。盖发汗阳气外泄，水气乘虚而上，则为头眩。阳气散亡，气血两虚，故气微力弱，不能自持，而振振动摇，若欲倾仆者然。然则本条"茯苓桂枝白术甘草汤主之"，当在"头眩"之下，"发汗动经，身为振振摇者"下，当是脱去"真武汤主之"五字，盖汗出阳亡，正须附子以收之也。况脉之沉紧，正为肾气虚寒乎。此与后两条用附子同例。张隐庵乃谓"振振摇为中胃虚微，振振欲擗地为心肾两虚"，不知何所依据而强分二也。

发汗，病不解，反恶寒者，虚故也，芍药甘草附子汤主之。

芍药甘草附子汤方

芍药、甘草各三两　附子一枚（炮）

上三味，以水五升，煮取一升五合，去滓，分温三服。

发汗病不解，未可定为何证也。"汗大出，恶热"，则为白虎汤证。外证不解，汗出恶风，则仍宜发汗，为桂枝汤证。若反恶寒者，则为营气不足，血分中热度太低，不能温分肉而濡皮毛，故反恶寒。芍药甘草汤，在误服阳旦汤条下，原为血不养筋，两脚挛急，疏导营血下行之方治。今微丝血管中血热不充，至于不能抵御外寒，故用芍药、甘草以疏达营血，使得充满于微丝血管中，更加熟附子一枚以助之，使血分中热度增高，而恶寒之证自愈。

发汗，若下之，病仍不解，烦躁者，茯苓四逆汤主之。

茯苓四逆汤方

茯苓四两　人参一两　附子一枚（生）　甘草二两　干姜两半

上五味，以水五升，煮取三升，去滓，温服七合，日三服。

发汗，若下后，病仍不解，津液之不足，要为理所必至。使津液不足而胃中燥热，是必渴欲饮冷而为白虎汤证。惟胃液燥于中，水气寒于下，绝无蒸气以相济，则胃中燥气，上薄心藏，而厌闻人声，畏见生客，时怒小儿啼哭，或忽喜观览书籍，不数行，辄弃去。是之谓阳气在上，下焦水液不能与之相接，谓之火水未济。水不得阳热蒸化则不温，不温则阳热独抗于上，此时欲卧不得，欲坐不得，欲行不得，反复颠倒，顷刻间屡迁其所，而手足不得暂停，是之谓躁。此时用茯苓、人参增胃液以濡上燥，合四逆汤以温下寒，而发其蒸气，使蒸气与胃液相接，则水火既济而烦躁愈矣。愚按烦躁不定，系少阴阴虚，阳气外浮，故烦躁，此与上文"昼日烦躁，夜而安静"者，并责之虚。但前证阴虚不甚，故不用人参，而但用干姜附子汤，此证阴虚太甚，故用人参，为小异耳。

发汗后，恶寒者，虚故也。不恶寒，但热者，实也。当和胃气，与调胃承气汤。

此节借上干姜附子、桂枝甘草汤证，以见调胃承气汤证恶寒与热之绝不相类也。汗后恶寒为虚，恶热为实，虚寒者当温，实热者当泻，此意最为平近，初学者能辨之。

太阳病，发汗后，大汗出，胃中干，烦躁不得眠，欲得饮水者，少少与饮之，令胃气和则愈。若脉浮，小便不利，微热，消渴者，五苓散主之。

五苓散方

猪苓十八铢　泽泻一两六铢　白术十八铢　茯苓十八铢　桂枝半两

上五味，捣为末，以白饮和服方寸匕，日三服。多饮暖水，汗出愈。

发汗后，大汗出，则胃中津液必少，故有胃实恶热而宜调胃承气汤者。若但见烦躁不得眠，欲得饮水，则仅为胃中干燥，而非胃中之实，故但须稍稍饮之以水，而胃中自和，烦躁自愈。若"脉浮，小便不利，微热，消渴"，则为大汗之后，浮阳张发于外，输尿管中水气被吸，不得下行，如是则宜五苓散以利小便，但使水道下通，而阳气得以还入胃中，和其入胃之水饮，而消渴自愈。此正与痰饮心下有水气而渴，服干姜、细辛而反不消渴者同例。方治后"多饮暖水，汗出愈"七字，与本证不合，或传写之误也。

发汗已，脉浮数，烦渴者，五苓散主之。

伤寒，汗出而渴者，五苓散主之。不渴者，茯苓甘草汤主之。

茯苓甘草汤方

茯苓二两　桂枝二两　甘草一两　生姜三两

上四味，以水四升，煮取三升，去滓，分温三服。

发汗，汗出，淋巴管中水液，随阳气尽发于外，故有脉浮数而烦渴者，亦有不待发汗，汗出而渴者。自非引水下行，则在表之水液，必不能还入胃中，故皆宜五苓散。若汗出而不渴，则胸中阳气，尚不为水邪所遏，而津液犹能还入胃中，故但用茯苓甘草汤，使肌理中营气与皮毛之卫气相接，而其汗自止。盖此证汗出，亦由营弱卫强，与病常自汗出用桂枝汤略同，故处方亦略同桂枝汤也。

中风发热，六七日不解，而烦，有表里证。渴欲饮水，水入则吐者，名曰水逆，五苓散主之。

中风证发于阳，血分热度本高，故未有不发热者。"六七日"，则已过六日一候之期。"不解而烦，有表里证"，则已由太阳而传阳明，故有渴欲饮水之证。然"水入则吐"，则水气内阻，津液不生，非由胃中燥热所致，故名水逆。水逆者，下流壅塞也，故必利其水，然后阳气始得外散，不复如从前郁热之不解矣。

未持脉时，病人叉手自冒心，因教试令咳，而不咳者，此必两耳聋，无闻也。所以然者，以重发汗，虚故如此。

"未持脉时，病人叉手自冒心"，其为心下悸，不问可知，盖发汗过多，原自有虚其心阳，水气凌心，心下悸而欲得按者，即上所谓"桂枝甘草汤证"也。师因教令咳者，盖欲辨其水气之虚实。假令咳而吐涎沫，即为水气实，则直可决为小半夏加茯苓汤证。病者置之不答，则其为耳聋无疑。盖发汗后，虚阳上出于脑，两耳气闭，故聋。此非于桂枝甘草本方中，重用龙骨、牡蛎，以降浮阳，聋必不治，而心下之水气为虚，正可不治自愈矣。

发汗后，饮水多，必喘，以水灌之，亦喘。

肺中一呼吸，皮毛亦一呼吸。发汗后，肺与皮毛，俱为阳热张发，是必有燥渴恶热之表证，使病家不知为标阳，而误为里热，于是渴而饮冷，则阳热遏入肺藏而为喘。恶热而灌以冷水，则阳热之在皮毛者，亦以被遏入肺藏而为喘。水气外加，标热反入于里，是与发汗后汗出而喘同例，当与麻黄杏仁甘草石膏汤，一以开肺与皮毛，一以清内陷之标热，而喘自定矣。

发汗后，水药不得入口，为逆。若更发汗，必吐不止。(此条订正)

发汗后阳气外浮，不能消水，水入则吐，要惟大小半夏汤，足以降逆而和胃。若胃中虚寒，则干姜甘草汤、吴茱萸汤皆可用之。此证忌更发汗，要无庸议。发汗则水气随阳热而张发于上，吸胃中水液俱上，倾吐而不可止，此理可通者也。若淋巴管中水液既伤于汗，又伤于吐，阳气独张于上，而水液内亡，岂有反病下利不止之理。盖下利一证，必水湿有余之证也。然则此"下"字必传写之误，当订正之，毋以必不可通之说，贻仲师累。

发汗吐下后，虚烦不得眠，若剧者，必反复颠倒，心中懊憹，栀子豉汤主之。若少气者，栀子甘草豉汤主之。若呕者，栀子生姜豉汤主之。

栀子豉汤方

栀子十四枚　香豉四合 (绵裹，余仿此)

上二味，以水四升，先煮栀子得二升半，内豉煮取升半，去滓，分温二服。

栀子甘草豉汤方

栀子十四枚　甘草二两　香豉四合

上三味，以水四升，先煮栀子甘草取二升半，内豉，煮取升半，去滓，分温二服。

栀子生姜豉汤方

栀子十四枚　生姜五两　香豉四合

上三味，以水四升，先煮栀子、生姜取二升半，内豉煮取升半，去滓，分温二服。

发汗吐下后，津液消耗，在表之浮阳不收，在里之余热不去，则郁结而生虚烦，甚则眠不得安，心中懊憹，不能自言其所苦。然究为病后余邪，故开表发汗，不待麻黄、桂枝，但用香豉已足。清里不待葛根、芩、连，但用栀子已足。则表里余邪并去而虚烦愈矣。若夫无气则加甘草，呕则加生姜，其所以无气，所以呕者，正需研核而始见。四肢肌肉俱禀气于胃，胃中少气，则四肢为之无力，一身肌肉为之重滞，所谓无气以动也。其病皆由汗吐下后，胃气空虚，故于解表清里外，佐以补中之甘草。胃中胆汁上逆则呕，湿邪入胃，胃不能受，则亦呕。此证之呕，要以汗吐下后，胃中虚寒，故于解表清里外，加生姜以散其微寒，而其呕亦止矣。

发汗，若下之，而烦热，胸中窒者，栀子豉汤主之。

伤寒五六日，大下之后，身热不去，心中结痛者，未欲解也，栀子豉汤主之。

吐下后而烦热，与大下后身热不去同，皆因液虚之后，津液不能外出皮毛，标热留而不去也。盖在外之标阳，以汗液和之则散，然液亏之人，又不能用发散峻剂，故但用香豉而已足。津液内亡，是生里热，于是气壅上膈，则胸中窒，甚则心中热，但病后余热，与实热不同，故但用生栀子十四枚而已足。在表者散而去之，在高者引而下之，而病后之余邪自解矣。

伤寒下后，心烦，腹满，卧起不安者，栀子厚朴汤主之。

栀子厚朴汤方

栀子十四枚　厚朴四两　枳实四枚 (炒，水浸去穰，后仿此)

上三味，以水三升半，煮取一升半，去滓，分温二服。

伤寒，医以丸药大下之，身热不去，微烦者，栀子干姜汤主之。

栀子干姜汤方

栀子十四枚　干姜二两

上二味，以水三升，煮取升半，去滓，分温二服。

以上二节，皆为病后有表里证言之也。若但有里证而不兼表证，香豉之发散，要在必去之例。但里证各有不同，假如"伤寒下后，心烦，腹满，卧起不安"，则为湿热余邪留于肠胃，郁热上薄心藏，则心烦。湿与热壅阻于腹部，欲下行而不得，故卧起不安。方用栀子以降之，厚朴以燥之，枳实以通之，则大便通而上烦下满除。又如以丸药大下后，身热不去而微烦，则未下之先，原有表热，表热不为下后而减，加之以心烦，一似实热在里，当用凉解者 (如白虎汤、葛根芩连汤、竹叶石膏汤之类皆是)。不知下为大下，脾阳必以下陷而虚寒，浮热之在表者，既不得脾津以相接，而为之和洽，故用干姜。盖所以温脾而生津，若蒸气四出者然，使得和表也。虚阳张于上，而心为之烦，故用生栀子以降之，盖所以定心气而抑虚烦也。此又肠胃无湿热之治法也。

　　凡用栀子汤，病人旧微溏者，不可与服之。

　　栀子味苦而主泄，能使脾湿下陷，故病人旧微溏者，不可与服。今人动以栀豉汤为吐剂，夫探吐之剂，当从口出，岂有反能下泻者，其谬一。第一节言汗吐下后之余邪，岂有吐后虚烦而更吐之理，其谬二。况呕逆者，加生姜以止之，岂有吐剂而反能止呕者，其谬三。盖旧本方治后，有"得吐止后服"五字，此因瓜蒂散中有香豉而误。张隐庵本删之，具见特识，为标出之。

　　太阳病，发汗，汗出不解，其人仍发热，心下悸，头眩，身瞤动，振振欲擗地者，真武汤主之。

　　太阳与少阴为表里，太阳为寒水之经，外主皮毛，内统上中二焦（西医谓之"淋巴管"，为水液所出）。少阴为寒水之藏，膀胱为寒水之府，属下焦（西医谓之尿管，又名淋巴系统，为水道所自出）。发汗不解，则少阴肾气为浮阳所吸，水气凌心，故心下悸。水在心下，故阳不归根而头眩、身瞤动。振振欲擗地者，上实下虚，故痿弱不支，谚所谓头重脚轻也。此为表汗太过，少阴上逆之证，故非用炮附子一枚，温其肾气，使三焦水液，化蒸气外出皮毛，上及头目，不足以收散亡之阳，非利水之茯苓、白术，不足以遏心下之水，非芍药、生姜，疏营之瘀而发其汗液，不足以杀其水气。此太阳篇用真武汤之义也。少阴病情，与此相反，所以同一方治者，详少阴篇中。

　　咽喉干燥者，不可发汗。

　　咽喉为肺胃之门户，肺主皮毛而胃主肌肉。汗之自内出者，一由肺气外泄出之皮毛，一由脾输胃中水谷之液出之肌理。咽喉干燥，则肺胃精液，本自亏损，一经发汗，淋巴管中乳糜尽涸，其燥益不可支，甚则肺热叶焦，而成痿躄，不甚则唇口焦黑而谵语，此不可发汗之由于肺胃液亏者也。高士宗乃谓："心系入肺上挟咽，咽干而燥，为心血虚。肾脉入肺中循喉咙，喉干为肾虚，心肾精血皆虚，故不可发汗。"吾不信咽喉之滋溉，果恃此心肾二脉乎，抑犹重恃肺胃之液乎！究之愈精微，则愈迂远不切。学者误从其说，则终身迷惘矣。

淋家不可发汗，发汗必便血。

凡津液亏耗之人，强责其汗，阳气外张，必动其血。风温火劫发汗，微发黄色，此即津液不足，借血液为汗，血色外见之明证。淋家阴液日损，万难供作汗之用，强责其汗，必由寒水府藏牵动胞中血海。是故全体液亏而责其汗，则肌理之血液外泄而发黄。下部液亏而责其汗，则胞中血伤而见便血。要其为液亏，不能作汗，则一也。

疮家虽身疼痛，不可发汗，汗出则痉。

伤寒为病，甚者寒从皮毛直入，凝泣肌肉，一身肌肉，为之疼痛，非用大剂麻黄汤兴发血中之热度，则疼痛不止。惟疮家脓血太多，不能再行发汗，发汗则肌肉中营血不足以资营养，筋脉刚燥而为痉，故虽身疼痛，止宜熏洗而不当发汗。盖熏洗从外治，自能得微汗而解（熏洗之方，可用紫苏、干姜、乌头、红花、桂枝、赤芍）。

衄家不可发汗，汗出必额旁陷，脉紧急，目直视，不能眴，不得眠。（此条订正）

伤寒入于营分，始见发热，初犯皮毛，固无热也。但皮毛不开，血分热度增高，不能从毛孔泄，则上冲于脑，颅骨受阳热熏灼，则骨缝开而脑中血出，由阙上下走鼻孔，是为衄，此不发汗而致衄者，所以发其汗则愈也。若夫衄家，则未病时已屡见衄，不因失表而见，与不发汗而致衄者不同，故与淋家疮家，并有发汗之戒。"脉紧急"者，阳气以发汗而愈张。"目直视，不能眴"，津液亡而目系燥也（此与温病误下直视同）。惟"额上陷"三字，殊不可通。额上颅骨覆冒处，不似无骨之处，易于下陷，岂有病衄之人，一汗而陷之理。愚按"上"字为"旁"字之误，指两太阳穴，尝见久病劳瘵之人，形脱肉削，两太阳穴下陷不起，年老之人，气血两虚者亦然。则夫衄家发汗，一虚再虚，宜其形脱肉削而额旁陷也（余治《金匮》知"额"字为"颥"之误，盖颥上即太阳穴也）。

亡血家不可发汗，发汗则寒慄而振。

人之一身，惟血最热，少年血盛则耐寒，老年血衰则畏寒，孟子言五十非帛不暖者，血虚故也。妇人血败，虽当盛暑亦必寒战，此其明验也。故无论吐血、衄血、便血，及妇人崩漏，其体必属虚寒。至如亡血而身热，则里阴不能抱阳，阳荡而无归矣。至是更用凉血之药，十不活一。所以然者，为其阴中之阳气，一戕于亡血，再戕于凉药故也。明乎此，乃可与言亡血家之不可发汗。夫亡血家，血中阳热，虽暴经摧抑，表阳尤未虚也（按华氏寒暑表九十五度，谓之血温）。若更发汗，外则虚其表阳，内则重伤其血之温度，有不寒慄而振乎。空室无人居，炎夏生昼寒，由其动气少而中阳虚也。予尝治宋姓妇人血崩，恶寒蒙被而卧，用大熟地四两，生潞参三两，陈皮五钱，一剂手足温，二剂血崩止。初未当用附、桂之属，盖血分充则阳气自复，意寒慄而振者，亦当如是耳（予亡友丁甘仁常用附子理中汤以治血证，非深明此理者，不足与言亡血之治法也）。

汗家重发汗，必恍惚心乱，小便已，阴疼，宜大承气汤。（此条订正）

汗家，非中风有汗之证。中风之证，当云风家。汗家云者，以阳明多汗言之也。阳明有余之证，复发汗以劫胃中之液，则胃中燥气上薄于脑，而心神为之不宁。按人之思索事理，必仰其首，或至出神而呼之不应。心神有所专注，凝定而不散也。若胃中燥热上薄，则心神所寄欲静而不得，于是恍惚心乱，遂发谵语，则论中"恍惚心乱"四字，直以谵语当之，所谓胃中水竭，必发谵语也。后文又云："小便已阴疼。"盖汗后，重发汗必大肠燥实，燥气熏灼于前阴，故小便短赤而阴疼，此为大承气的证，予亲验者屡矣。后文宜"禹余粮丸"五字，实为下利证脱文，与本篇利在下焦，用赤石脂禹余粮汤同例，不知者误移于此（药为止涩之药，喻嘉言常用之以治下利）。历来注家，强作解人，不可从。

病人有寒，复发汗，胃中冷，必吐蛔。

文曰："病人有寒，复发汗，胃中冷，必吐蛔。"师但言病人有寒，而不言寒之所在，然即继之曰："复发汗，胃中冷，必吐蛔。"可知寒邪即在胃中，非用干姜以温之，反用桂枝汤劫其汗，致胃中之胰液馋涎，并胃底消谷之胆汁，一泄无余。由是胃中虚冷，蛔乃不安而上窜，《金匮》所谓"藏寒"，此即证也。主治者为乌梅丸，虽有黄连、黄柏之苦寒，方中温胃之药，居其太半。所禁为生冷滑臭，其为胃中虚寒，灼然无疑。独怪编《医宗金鉴》者，何所见而必改此非藏寒也。又按胃中热度，甚于炽炭，水饮入胃，即从淋巴细管中化气，四散而出。惟热度渐低，乃病留饮，湿之所聚，虫病乃作，饮家所以多呕也。此为胃中虚冷后蔓延之证，学者不可不知。

本发汗而复下之，此为逆也。若先发汗，治不为逆。本先下之，而反汗之，为逆。若先下之，治不为逆。

伤寒成例，先解其表，而后攻其里。所以然者，为其水液未尽而遽下之，不病结胸，必有利下不止之变也。至于温病，有时与伤寒相反，太阳未解，肠胃已化热化燥，若更先行发汗，表里燥热，甚有燔灼而死者，故吴又可《温疫论》，以大承气为第一主方。吾亡友丁甘仁称其得仲景遗意，即此节言之。盖温病本当先下，而先发其汗为逆，先下之反不为逆也。此伤寒、温病论治之不同也。

伤寒，医下之，续得下利清谷不止，身疼痛者，急法救里。后身疼痛，清便自调者，急当救表。救里宜四逆汤，救表宜麻黄汤。
（此条订正）

伤寒下后，续得下利清谷，此本太阳表证误下，本气之寒陷入肠胃之证也。太阳伤寒，身必疼痛，以寒伤皮毛肌腠，津液凝沍，血络不通之故。盖即上节"本发汗而医反下之"之证也。但既经误下，表证仍在，里证复起，法当先救其里而后救其表。所以然者，一因里寒下陷，有生命之虞。一因水气在下，虽经发汗，汗必牵制而不出，又恐一汗而阴阳离决，将有虚脱之变也。若但身疼痛而绝无里证，自当以解表祛寒为急，而绝无可疑，此皆初学之人，不待烦言而自解者。惟体痛为伤寒的证，他病所无，故"身疼痛，腰痛，骨节疼痛，麻黄汤主之。""脉浮紧者，法当身疼痛，宜以汗解之。"师虽未出方治，其为麻黄汤证，决然无疑。《金匮·痉湿暍篇》云："风湿相抟，一身尽疼痛，法当汗出而解。"又云："湿家身烦疼，可与麻黄加术汤发其汗。"又云："病者一身尽痛，日晡所剧者，可与麻黄杏仁薏苡甘草汤。"则身疼痛之当用麻黄，已可类推。况本论又云："桂枝本为解肌，若其人脉浮紧、汗不出者，不可与之。"则身疼痛而急当救表之证，身必无汗，脉必浮紧，桂枝汤正在禁例，何得反云宜桂枝汤，故知仲景原文，必云救表宜麻黄汤（厥阴篇与此同）。学者读仲景书，不观其通，一切望文生训，一旦用之失当，反令活人方治，不能取信于病家，此真与于不仁之甚也。

病发热头痛，脉反沉，若不差，腹中疼痛，当救其里，宜四逆汤。（此条订正）

病发热头痛，其病在表，则其脉当浮，而脉反见沉，则表证当减，为血分之热度渐低，而表热当除，头痛当愈也，此理之可通也。惟后文所云："若不差，身体疼痛，当救其里，宜四逆汤。"则大误矣。夫身体疼痛为麻黄汤证，即上节所谓急当救表者，岂有病表而反救其里之理。愚按"身体疼痛"四字，实为"腹中疼痛"之误。寒邪入腹，故脉沉，如此乃与"宜四逆汤"四字密合无间。自来注家遇此等大疑窦，犹复望文生训，坐令仲师医学失传，可叹也。

太阳病，先下之而不愈，因复发汗，以此表里俱虚，其人因致冒，冒家汗出自愈。所以然者，汗出表和故也。得里未和，然后复下之。

太阳病本不应下，先行误下，里气先虚，因复发汗，表气再虚，然下后之发汗，水气业经下陷，有所牵制，虽发汗而汗必不畅。于是阳气不得畅行于表，而郁冒于上，必待汗液大泄，而郁冒始解。所以然者，皮毛既开，阳气之郁冒于上者，始得散布而出也。故治病之要，病在表者当先解表，表解后见里未和，然后用承气汤以下之。若清便自调者，则一汗可愈，可容再议攻下矣。

太阳病未解，脉阴阳俱微，必先振慄，汗出乃解。但阳脉微者，先汗出而解。但阴脉微者，下之而解。若欲下之，宜调胃承气汤。（此条订正）

师言太阳病未解，初未尝言欲解也。脉阴阳俱停不可通，"停"实"微"字之误，玩下文"但阳脉微"，"但阴脉微"两层，其误自见。按脉法云："脉微而解者，必大汗出。"又曰："脉浮而紧，按之反芤，此为本虚，当战而汗出也。"浮紧为太阳本脉，芤则为营气微，微则血中热度不高，阳热为表寒所郁，不能外达，必待正与邪争而见寒战，乃能汗出而愈。"脉阴阳俱微"者，气血俱微，即脉法所谓本虚也。至如"但阳脉微者"，阴液充足，易于蒸化成汗，故先汗出而解。"但阴脉微者"，津液不足，中脘易于化燥，故下之而解也。张隐庵不知"停"字为"微"字之误，漫以"均"字释之，并谓表里之气和平。不知正气内微，勉与表寒相抗，至于振慄，然后发热汗出而解，一似疟发之状，其表里之不和平，显然可见，则张注不可通也。脉法又云："脉大而浮数，故知不战，汗出而愈。"所以然者，以阳气本旺，表寒不能相遇，故能不待寒战，自然汗出而解。此正与阴阳俱微相反，病之当战汗出而解，与不待战而自汗解者，可以得其标准矣。

太阳病，发热汗出者，此为营弱卫强，故使汗出。欲救邪风者，宜桂枝汤。

邪风，即饮酒当风，汗出当风所受之风邪。邪乘皮毛之开，内袭肌理，肌理闭塞，而孙络中血热与之相抗，因而发热。血热内蒸，皮毛不闭，故汗常出，此即太阳中风之本病。此节所谓"营弱卫强"者，即肌理不开，皮毛独疏之谓，非于中风之外，别有所谓邪风也。又按脾为统血之藏，外主肌肉，肌理为孙络丛集之处，而为里阴从出之道路，故谓之营，西医所谓微丝血管也。惟其营弱，故里汗闭而不出，惟其卫强，故表汗独泄也。

伤寒五六日，中风，往来寒热，胸胁苦满，默默不欲饮食，心烦，喜呕，或胸中烦而不呕，或渴，或腹中痛，或胁下痞硬，或心下悸，小便不利，或不渴，身有微热，或咳者，小柴胡汤主之。

小柴胡汤方

柴胡半斤　黄芩、人参、甘草（炙）、生姜各三两　半夏半升　大枣十二枚

上七味，以水一斗二升，煮取六升，去滓，再煎取三升，温服一升，日三服。若胸中烦而不呕者，去半夏、人参，加瓜蒌实一枚。

若渴者，去半夏加人参，合前成四两半，加瓜蒌根四两。若腹中痛者，去黄芩加芍药三两。若胁下痞硬，去大枣加牡蛎四两。若心下悸小便不利者，去黄芩加茯苓四两。若不渴，外有微热者，去人参加桂枝三两。温覆取微汗愈。若咳者，去人参、大枣、生姜，加五味子半升，干姜二两。

　　从来治伤寒者，凡见小柴胡证，莫不以"少阳"二字了之。欲问所谓少阳者，手少阳乎，抑足少阳乎。窃恐仲师而后，无有能言之者，此正中医不治之痼疾，贻笑于外人者也。吾谓此当属手少阳三焦。手少阳三焦，唐容川概谓之网油，非也。《内经》云："上焦如雾，中焦如沤，下焦如渎。"如雾者，淋巴管中水液排泄而出，已化为气，未受鼻窍冷空气者也。如沤者，淋巴管中始行排泄之水液，含有动气者也。如渎云者，即肾与膀胱之淋巴系统，西医直谓之输尿管。水由肾藏直接膀胱而外泄，故《内经》谓之"决渎之官"。盖太阳之脉，夹脊抵腰中，而三焦直为太阳寒水之径隧，如渎之下焦，即从腰中下泄太阳之府，此可见太阳之病关于少阳者，三焦为之主也。本节所列证象，全系夹湿。太阳汗液，不能透发，留着皮里膜外，湿甚则生表寒，血热内亢是生表热，故其病为往来寒热。"胸胁苦满，默默不欲饮食，心烦喜呕"者，气为湿阻。柴胡以散表寒，黄芩以清里热，湿甚生痰则胸胁满，故用生姜、生半夏以除之。中气虚则不欲饮食，故用人参、炙甘草、大枣以和之，此小柴胡汤之大旨也。"胸中烦而不呕"，是湿已化热，故去半夏、人参，加瓜蒌实以消胃中宿食，而湿热清矣。若渴者，津液少也，故去半夏加人参、瓜蒌根以润之。腹中痛则寒湿流入太阴而营分郁，故去苦寒之黄芩，加疏达血分之芍药以和之。胁下痞硬，下焦不通而水逆行也，故去滋腻之大枣，用牡蛎以降之。心下悸小便不利，是为水气凌心，故去黄芩，加茯苓以泄之。"不渴，外有微热"者，内有湿而表阳不达也，故去人参，加桂枝以汗之。咳者，湿胜将成留饮也，故去人参、大枣之培补，加五味、干姜以蠲饮。

　　血弱气尽，腠理开，邪气因入，与正气相抟，结于胁下，正邪分争，往来寒热，休作有时，默默不欲饮食，脏腑相连，其痛必下，邪高痛下，故使呕也。小柴胡汤主之。服柴胡汤已，渴者，属阳明也。以法治之。

太阳部分，为肌表两层，表气统于手太阴肺，卫气所从出也。肌腠统于足太阴脾，营气所从出也。营卫两伤，不独表气不固，肌理亦不密，病邪直薄太阳陷于胁下。胁下者，寒水之藏所居也。正气从里出表，与外邪相抗，邪气胜，则生表寒，正气胜，则生表热。休作有时之由，古未有能言其意者，盖病虽起于营卫两虚，惟两虚之中，必有一胜。设卫气差胜，则卫气出与邪争而作于昼，以卫气昼行于阳也。设营气差胜，而卫阳虚，则营气出与邪争而作于夜，以营气夜行于阳也。正气历若干时而胜，即历若干时而休，此休作有时之确证也。尝见病疟之人，休作日早则易愈，日晏则难愈，盖以发于清晨，卫阳强盛，发于日晡，卫阳日消故也。所以默默不欲饮食者，消水之力，气为主，气尽则肺不能肃降，而水之上源淳，淳则不渴。消谷之力，脾为主，血弱则脾不能健运，而消谷之力微，微则不饥。水与宿食俱停，故不欲饮食。至于"脏腑相连"数语，尤为解人难索，吾直以为藏即肾藏，寒水之藏也。府即膀胱，寒水之府也。脏腑相连，为下焦决渎之道路，即西医所谓"输尿管"，《内经》所谓"水道出焉"者是也。盖肾与膀胱，以二输尿管相连属，故仲师谓之"脏腑相连，邪正相抟，结于胁下"，适当太阳寒水脏腑相连之处。下焦决渎，阻而不行，于是胁下之痛，下连少腹。太阳标阳吸于上，下焦水道阻于下，遂至倒行逆施而成呕。且痛之为义，本为邪正相持，水拥肾与膀胱，而痛连一藏一府，究其实则为下焦不通，《内经》所谓"不通则痛"也。至若方之所以用柴胡者，柴胡发表寒也，黄芩清上热也，此为寒热往来设也。人参所以滋肺阴，以其主气也。大枣、甘草所以助脾阳，以其统血也，此为血弱气尽设也。生姜以安胃，则不呕。生半夏以去水，则一藏一府之痛消，而以外无余事矣。惟服小柴胡汤而渴，则证属阳明白虎承气，随证酌用可也。

得病六七日，脉迟浮弱，恶风寒，手足温，医二三下之，不能食而胁下满痛，小柴胡汤主之。面目及身黄，颈项强，小便难者，与柴胡汤后必下重。本渴，饮水而呕者，柴胡汤不中与也。食谷者，哕。（此条订正）

得病六七日，当是论列小柴胡汤证，兼及不宜小柴胡汤证。所恨诸家望文生训，不能补其脱漏，令仲师立言本旨，前后自相刺谬也。夫曰"得病六七日，脉迟浮弱"，与上"血弱气尽"何异。"恶风寒，手足温"，此证属肌理凝闭，与中风同。本书所谓"伤寒脉浮而缓，手足自温者，系在太阴"，正以足太阴脾主一身肌肉故也。此本桂枝二麻黄一汤证，医家不知病在太阳，而反二三下之，以致中气虚而不能食。太阳寒水，陷于胁下而成满痛。此与上"默默不欲饮食，邪正相抟，结于胁下"又何异。况"太阳病十日以去，胸满胁痛者，与小柴胡汤。"成例具在，焉可诬也。若以小柴胡汤为禁忌，则后此阳明篇"胸胁满而不去，小柴胡汤主之。""胁下满，不大便而呕，舌上白苔者，可与小柴胡汤。"少阳篇"胁下硬满，不能食，脉沉紧者，与小柴胡汤。"俱不可通矣。吾直谓满痛下遗脱"小柴胡汤主之"六字。"面目及身黄"以下乃为忌柴胡证，夫面目及身黄，即阳明篇身目俱黄，寒湿在里不解之证。轻则宜麻黄加术，重则桂枝附子、白术附子二汤可知也。"颈项强，小便难"，此太阳经输未解而里阴先竭，上文所谓亡津液之证，阴阳和必自愈者也。若寒湿在里之证，更投黄芩以撤热，则腹痛下利，可以立见。津液亡而更以柴胡劫其表汗，则虚阳吸于外，肠胃涸于内，必至欲大便而不得。虽下节颈项强手足温而渴者，未尝不用柴胡，但彼系未经二三度误下之证，不似此证之亡津液也，此所谓"与柴胡汤，后必下重"者也。若夫本渴，饮水而呕，是名水逆，为五苓散证，或中有留饮故也。于此而不以五苓散利其小便，导上逆之冲气，使之下行，反与小柴胡汤迫其战汗，致令阳气外浮，胃中虚冷，而食入呃逆矣，故曰："食谷者哕也。"无如庸工密传衣钵，动以柴胡汤为和解之剂，而不知为发汗之剂，何怪液虚者重虚之，卒令津枯胃败，致人于死而不自知也。

伤寒四五日，身热恶风，颈项强，胁下满，手足温而渴者，小柴胡汤主之。

上节言太阳病之误下伤津液者，不可用柴胡汤。此节言津液未经耗损者，仍宜柴胡汤以解外也。伤寒四五日，则犹未及一候。身热恶风，则营血之热，与表寒战胜，皮毛外泄而恶风也。颈项强与前证同，而不见小便之难，则津液之充满可知。水气停蓄于胁下，不能作汗外出，故胁下满。脾主肌肉，亦主四肢，血分中热度渐高，水液流于胁下者，不能还入胃中，故手足温而渴。此证身热恶风，颈项强，皆外未解之明验。胁下满，手足温，则为柴胡汤的证。盖太阳寒水，源出于入胃之水饮，胃中热如炽炭，不能容涓滴之水，一时从淋巴微管发出，外泄毛孔则为汗，是为中焦。其气上蒸肺藏，鼻中吸入空气，化为水液，是为上焦。水流胁下，从淋巴系统（即"输尿管"）直达膀胱，是为下焦。三焦水道，古称手少阳。盖此水自腰以上，从无统系之淋巴微管，散出肌理皮毛，是为太阳之表。自腰以下从淋巴系统输出膀胱，是为太阳之里。若外不得汗，里不成溺，而壅阻胁下，则为太阳之半表半里。半表半里者，不能外内之说也。不能外内，则水道梗塞而为病，此证服柴胡汤后，必背毛洒淅，头摇小便出，胁下之水气既去，然后阳气无所阻遏，乃能出肌腠皮毛而为汗，而表里之证悉除矣。惟方中柴胡为主药，分两不可过轻，半夏亦但宜生用，制则不能去水，但洗去其泥可也（腰以上肿，当发汗，腰以下肿，当利小便。其理正在于此）。

伤寒，阳脉濇，阴脉弦，法当腹中急痛，先与小建中汤。不差者，与小柴胡汤。

小建中汤方

芍药六两　桂枝三两　甘草二两　生姜三两　胶饴一升　大枣十二枚

以水六升，先煮五味，取三升，去滓，内饴，更上微火消解，温服一升，日三服。

阳脉濇，为气不足；阴脉弦，为水有余。气不足而水有余，则气与血俱衰弱。胆汁由十二指肠下注回肠者，并为寒水所遏，不得畅行。阳微而气郁腹中，所以急痛也。桂枝汤本辛甘发散，助脾阳而泄肌理之汗，加饴糖以补中气之虚，但令脾阳内动，而气之郁结于足太阴部分者，得以稍缓，所谓"急则治标"也。此先予小建中汤之义也。小柴胡汤方，"腹中痛者，去黄芩加芍药三两"。腹中急痛服小建中汤不差，则此证不惟扶脾阳而建中，抑当疏营瘀而解外。脾本统血之藏，而外主肌肉，肌肉为微丝血管密布之区，阳气外痹，则营血内阻。小柴胡方用柴胡以资汗液之外泄，用芍药以通血分之瘀塞，使血络无所阻碍，汗仍得畅行无阻，寒湿之内沍者解矣。寒湿解而胆汁之注于肠中者，不复郁结为患矣，此不差与小柴胡汤之义也。

伤寒中风，有柴胡证，但见一证便是，不必悉具。

伤寒为病，由表寒不能作汗，水气流入手少阳三焦，而其病为胁下满痛。中风为病，由肌理凝闭不能作汗，脾湿并胆汁为陷而为腹中急痛，此其大较也。伤寒、中风之柴胡证，病状各有不同，师是以有但见一证即是之训。

凡柴胡汤病证而下之，若柴胡证不罢者，复与小柴胡汤，必蒸蒸而振，却复发热，汗出而解。

凡柴胡汤病证，不惟以"口苦、咽干、目眩"言之也。少阳无正病，故方治绝少，所谓柴胡汤证，皆以太阳病邪内陷言之，是无论太阳伤寒由水分内陷者，当从汗解，即太阳中风从血分内陷者，亦当从汗解。柴胡出土者为柴，在土中如蒜状为胡，其性升发，能引内陷之邪而出表，故柴胡证虽经误下，而本证不罢者，复与小柴胡汤，必先寒后热，汗出而解。所以然者，太阳之气，营卫俱弱，不能作汗，必藉柴胡升发之力，然后得从外解。后文云："潮热者实也，先宜小柴胡汤以解外。"夫所谓解外者，与上欲解外者宜桂枝汤，本同一例。桂枝汤解外曰发汗，柴胡汤之解外，独非发汗乎？不发汗，则营卫二气之内陷者，何自而出乎？况本篇又云："呕而发热，柴胡汤证悉具，而以他药下之（非大柴胡汤）。柴胡证仍在者，复与柴胡汤，必蒸蒸而振，复发热，汗出而解。"合之本条，不皆明言发汗乎？吾故曰柴胡汤为汗剂也。

伤寒二三日，心中悸而烦者，小建中汤主之。

伤寒二三日，为二三候之期限（二候为十四日，三候为二十一日）。过七日则当传阳明，过十四日则当传少阳。此时脾阳不振，血分中热度渐低，太阳水气与标热并陷中脘，水气在心下则悸。水气微，故颠不眩。热在心下则烦。热不甚，故不见燥渴。此证但用桂枝汤不能发肌理之汗，必加饴糖以补脾藏之虚，然后太阳标本内陷者，乃能从肌理外达而为汗，此用小建中汤之旨也。陈修园误以为补中之剂，而以悸为虚悸，烦为虚烦，殊失本旨。不然，桂枝汤本发汗之剂，岂一加饴糖，全失其发汗之作用乎！

太阳病，过经十余日，反二三下之。后四五日，柴胡证仍在者，先与小柴胡汤。呕不止，心下急，郁郁微烦者，为未解也。与大柴胡汤下之则愈。

大柴胡汤方

柴胡、半夏各半斤　黄芩、芍药各三两　生姜五两　枳实四两（炙）

大枣十二枚　大黄二两

上八味，以水一斗二升，煮取六升，去滓，再煎，温服一升，日三服。

太阳病，过经十余日而不解，此证仍宜汗解可知也。反二三下之，水气当内陷手少阳三焦，而病胁下满痛，或上燥而口苦咽干，此即为柴胡证。后四五日，柴胡证仍在，虽大便不行，仍当先与小柴胡汤以解外。若胃底胆汁上逆而呕，小半夏汤所不能止，于是胃中燥气迫于心下，而心下急，郁郁微烦，则宜于小柴胡汤中加枳实大黄以和其里，里和而表气自解矣。

伤寒十三日不解，胸胁满而呕，日晡所发潮热，已而微利。此本柴胡证，下之而不得利，今反利者，知医以丸药下之，非其治也。潮热者，实也。先宜小柴胡汤以解外，后以柴胡加芒硝汤主之。

柴胡加芒硝汤方

柴胡二两　黄芩、甘草、人参、生姜各一两　半夏二十铢　大枣四枚　芒硝二两

上八味，以水四升，煮取二升，去滓，内芒硝，更煮微沸，分温再服。不解更作。

伤寒，十三日不解，过经谵语者，以有热也，当以汤下之。若小便利者，大便当硬，而反下利，脉调和者，知医以丸药下之，非其治也。若自下利者，脉当微厥，今反和者，此为内实也，调胃承气汤主之。

伤寒七日为一候，在《内经》即名一候为一日。本论中间亦有沿袭之者，如一日、二三日之日，皆以一候言之。六日愈、七日愈之日，即以一日言之，是不可以不辨也，本论发端云："伤寒二三日，阳明、少阳证不见者，为不传也。"此二节盖为传阳明、少阳言之。十三日不解，已将抵二候之末，上节言少阳阳明之传，次节言正阳阳明之传，盖虽在一候之中，传变固不同也。少阳阳明之传，上湿而下燥，上湿则胸胁满而呕，下燥则里热挟湿上熏，而日晡所发潮热，此本大柴胡汤证，见证治证，原不当更见微利。所以致此者，俗工以大柴胡为猛峻，巧借轻可去实之名，下以丸药。既不能决荡下燥，又

不能肃清上湿，卒至初服不应，渐积而成微利。究之潮热为阳明实证，法当排决，徒以上湿未祛，先宜小柴胡解其外，而以柴胡加芒硝终之。此邪传少阳阳明治法，宜于先表后里者也。正阳阳明之传，湿去而燥独留，燥热在肠胃，上熏于脑，则神昏而谵语。小便利者，大便必结，而证情反见下利，自下利者，脉必微细，手必见厥，而反见脉条畅手足温和者，此非自利。亦俗工畏承气猛峻，以丸药下之之失，为其内实未除也。内实必待调胃承气而始尽，益可信轻可去实之谬矣。此邪传正阳阳明治法，急当攻里者也。独怪近世医家，一见谵语，便称邪犯心包，犀角、羚羊角、紫雪丹，任意杂投，脱有不讳。内实至死不去，即或幸免，正气亦日见消亡。求如丸药下之之古代庸医，并如凤毛麟角之不数数靓也。亦可哀已。

　　太阳病不解，热结膀胱，其人如狂，血自结，下之愈。其外不解者，尚未可攻，当先解外，外解已，但少腹急结者，乃可攻之。宜桃核承气汤。（订正此条）

桃核承气汤方

桃核五十个（取仁）　　大黄四两　　甘草二两　　桂枝二两　　芒硝二两

　　上五味，以水七升，煮取二升半，去滓，内芒硝，更上火微沸，温服五合，日三服，当微利。

　　太阳病不解，标热陷手少阳三焦，经少阴寒水之藏，下结太阳寒水之府，直逼胞中血海，而血为之凝，非下其血，其病不愈。考其文义，当云："血自结，下之愈。"若血既以自下而愈矣，不特下文"尚未可攻"，"乃可攻之"，俱不可通，即本方亦为赘设矣。此非仲师原文，必传写之讹谬也。至如"狂"之状，非亲见者不能道，非惟发即不识人也。即荏弱少女，亦能击伤壮夫。张隐庵以为病属气分，非若抵当汤之发狂，徒臆说耳，岂气分亦可攻耶？若进而求如狂所自来，更无有能言之者，盖热郁在阴者，气发于阳。尝见狐惑阴蚀之人，头必剧痛，为毒热之上冲于脑也。热结膀胱之人，虽不若是之甚，而蒸气上蒙于脑，即神智不清，此即如狂所由来。热伤血分，则同气之肝藏，失其柔和之性，而转为刚暴，于是有善怒伤人之事，所谓"铜山西崩，洛钟东应"也。血之结否不可见，而特以如狂为之候，如狂之愈期何所定，而以医者用下瘀方治为之候，故曰："其人如狂，血自结，下之愈也。"惟外邪未尽，先攻其里，最为太阳证所忌，故曰："尚未可攻。"而解外方治，仲师未有明言。惟此证由手少阳三焦水道下注太阳之府，则解外方治，其为小柴胡汤，万无可疑，惟少腹急结无他证者，乃可用桃核承气汤以攻其瘀，此亦先表后里之义也。

伤寒八九日，下之，胸满，烦惊，小便不利，谵语，一身尽重，不可转侧者，柴胡加龙骨牡蛎汤主之。

柴胡加龙骨牡蛎汤方

柴胡四两　龙骨、黄芩、生姜、人参、茯苓、铅丹、牡蛎、桂枝各两半　半夏二合　大枣六枚　大黄二两

上十二味，以水八升，煮取四升，内大黄，更煮一二沸，去滓，温服一升。（本云柴胡汤，今加龙骨等）

伤寒八九日，正二候，阳明受之之期，本自可下，惟下之太早，虽不必遽成结胸，而浮阳冲激而上，水湿凝洹而下，势所必至。浮阳上薄于脑，则谵语而烦惊，水湿内困于脾，则胸满而身重，所以小便不利者，下既无气以泄之，上冒之浮阳，又从而吸之也。以太阳寒水下并太阴而为湿也。因有胸满身重小便不利之变，故用柴胡汤以发之。以阳明浮热，上蒙脑气，而为谵语，上犯心脏，而致烦惊，于是用龙、牡、铅丹以镇之。以胃热之由于内实也，更加大黄以利之。此小柴胡汤加龙骨牡蛎之大旨也。张隐庵妄谓"龙骨、牡蛎启水中之生阳"，其于火逆惊狂起卧不安之证，用桂枝去芍加蜀漆龙牡救逆者，及烧针烦躁用桂甘龙牡者，又将何说以处之。要而言之，邪热决荡神魂也，若烟端火焰上出泥丸，即飘忽无根。于是，忽梦山林，忽梦城市，忽梦大海浮舟，而谵语百出矣。湿邪之凝闭体魄也，若垂死之人，肌肉无气，不能反侧，于是身不得起坐，手足不得用力，而一身尽重矣。是故非降上冒之阳而下泄之，则神魂无归，非发下陷之湿而外泄之，则体魄将败，是亦阴阳离决之危候也。彼泥柴胡为少阳主方者，又乌乎识之。

伤寒，少腹满痛，谵语，寸口脉沉而紧，此肝乘脾也，名曰纵，刺期门。（此条订正）

伤寒，发热自汗出，大渴欲饮水，其腹必满，此肝乘肺也，名曰横，刺期门，小便利，其病欲解。（此条订正）

刺期门二节，有数疑窦，不特无刺期门之确证，即本文多不可通。腹满谵语似阳明实证，脉应滑大而数，不应见浮紧之太阳脉，一可疑也。即张隐庵引辨脉篇曰："脉浮而紧名曰弦。"不知紧与弦本自无别，若即以此为肝脉，其何以处麻黄证之浮紧者，是使后学无信从之路也，二可疑也。《金匮·妇人杂病》原自有热入血室而谵语者，然必昼明了而夜谵语，即不定为夜分谵语，亦必兼见胸胁满如结胸状。又有下血谵语者，又必以但头汗出为验，今皆无此兼证，三可疑也。发热恶寒，病情正属太阳，不应即见渴欲饮水之阳明证，四可疑也。腹满为病，固属足太阴脾，然腹满而见谵语，何以谓之肝乘脾，五可疑也。且渴饮，胃热也。腹满，脾湿也。何证属肝，何证属肺，而必谓之肝乘肺，六可疑也。不知书传数千年，累经传写，遗脱讹误，在所不免，仍其讹脱之原文，奉为金料玉律，此亦信古之过也。吾谓上节为太阳寒水，不行于表，分循三焦下陷胞中，水与血并结膀胱之证，属血分。次节为胃中胆汁郁热上薄，吸引水道不得下行之证，属气分，故首节当云："少腹满痛，谵语，寸口脉沉而紧。"惟少腹满痛而见谵语者，乃可据为膀胱蓄血。脉沉紧者，责诸有水。太阳之水，合其标热下陷寒水之一脏一府，乃有蓄血之证。蓄血则痛，即前文所谓"脏腑相连，其痛必下"者是，如是方与《金匮》刺期门条例相合。盖水胜则肝郁，郁则伤及血分。气闭而为痛，小柴胡、小建中汤诸方，并同此例。然则刺期门者，正所以宣肝郁而散其血热也。次节当云："发热汗出，渴欲饮水，其腹必满。"盖胃中胆汁太多，化为阳明浮火。发热自汗者，浮火之上炎也。浮火在上，则吸引水气而不得下泄，故其腹必满。胆火上炎，外达肺主之皮毛为发热，为自汗，故谓之肝乘肺。阳热在上，吸水不行，则腹为之满，非刺期门而疏肝郁，则胆火不泄。胆火不泄，则浮阳上吸而小便不利。小便不利，即腹满不去，病将何自而解乎。水气直下为纵，纵者直也。水气倒行为横，横者逆也。后文太阳少阳并病刺期门者，义与此同。若夫"啬啬恶寒"四字，决为衍文，削之可也。

太阳病，二日，烦躁，反熨其背而大汗出，火热入胃，胃中水竭，躁烦，必发谵语。十余日，振栗，自下利者，此为欲解也。故其汗从腰以下不得汗，欲小便不得，反呕，欲失溲，足下恶风，大便硬，小便当数而反不数及多，大便已，头卓然而痛，其人足心必热，谷气下流故也。

太阳病二日，即起病之二候，上所谓"十三日不解"之证也。二候本当传阳明，得阳热之气，是生烦躁（今人动谓阳烦阴躁，误人不浅）。此时不以白虎清其阳热，而反熨太阳之经，劫其胃中之液，火邪与阳热并居胃中，于是烦躁益剧，燥矢之气上蒙于脑，遂发谵语。后十余日，病垂四候，阴液渐复，阴加于阳，是生振慄，譬之暑令浴温水中，暴入必振慄，所以然者，外泄之汗液，其气本寒，骤与温水相接，不能遽为融洽故也。阴液来复胃中，燥气欲去，自下利，此即"发汗，亡津液而小便不利，勿治之，得小便利，必自愈"之例也。此证津液内耗，承气既不能用，实热异于浮阳，龙、牡又不能施，要惟静以俟之，方为万全之策。阳热吸于上，故腰以下不得汗，欲小便不得而反呕。阴隔于下，故欲失溲而足下恶风。斯二者，病皆出于阳明之燥实。大便硬者，小便必数且多，为肠胃津液迫于燥气而旁出也。今既因津液耗损而成燥实，岂更有余液化为小便。但病经十余日，津液始还入胃中，而自行下利，则胃中无根之毒热，必至上冲于脑，故其头卓然而痛。卓然者，直冲而上也。足下本自恶风，其人足心热者，足心为涌泉穴，属少阴，以骤得大便，胃气下行，足心转热，所谓少阴负趺阳为顺也，此证仲师不出方治。可见不治之治，实精于治。若在今人，麦冬、石斛、天花粉、玉竹之类杂凑成方，正恐欲滋阴而阴未能滋，反为胃中燥气蒸化，变为痰湿，是又不可以不慎也。

太阳病中风，以火劫发汗，邪风被火热，血气流溢，失其常度，两阳相熏灼，其身发黄，阳盛则欲衄，阴虚则小便难，阴阳俱虚竭，身体则枯燥，但头汗出，剂颈而还，腹满微喘，口干咽烂，或不大便，久则谵语，甚者至哕，手足躁扰，捻衣摸床，小便利者，其人可治。

太阳中风，本桂枝汤证，漫用火劫发其汗，治法已误，况风本阳邪，与火并居，迫肺藏卫气之出于皮毛者，脾藏营血之出于肌腠者，一时合并外溢，于是血气流溢而作汗液者，失其常度矣。魄汗逼迫垂竭，血中之精液随之，故其身发黄。今试以针刺手，必有一点血出，血过即出黄水，是即血中之液发黄色之验。伤寒之发黄，大抵热伤血分使然，火劫发汗，其较着也。阳逆于上，则鼻中出血，阴竭于下，则小便不行。营卫二气竭于皮毛肌腠间，则枯燥而不见汗色。但头汗出，剂颈而还者，厥阳独行于上，而阴亏不能作汗

也。腹满微喘者，脾阳顿滞于下，肺气不宣于上也。口干咽烂者，胃中燥热
也。不大便而谵语者，燥矢积于肠胃，而毒热上蒙清窍也。哕本多寒，此独
为热，阳热内炽，清气从肺窍入者，格而不能受也。手足秉气于胃，胃热故
躁扰，神魂被毒热上熏，摇摇欲出泥丸，故神憺荡而不收，捻衣摸床，一似
有所寻觅者。此证自腹满以下，全系承气汤证，特因津液内耗，不下必死，
下之亦死，为其津液内耗，不胜攻伐也。惟小便利者，津液尚有来复之机，
终不难一下而即愈，故曰其人可治。张隐庵引上阴阳自和者必自愈，得小便
利者自愈为证，犹为未达一间。本论云："哕而腹满，知其前后，何部不利，
利之而愈。"可以悟此证之治法矣。

伤寒脉浮，医以火迫劫之，亡阳，必惊狂，起卧不安者，桂枝
去芍药加蜀漆牡蛎龙骨救逆汤主之。

桂枝去芍药加蜀漆牡蛎龙骨救逆汤方

桂枝三两　甘草二两　大枣十二枚　生姜三两　牡蛎（熬）五两　龙骨
四两　蜀漆三两（洗去腥）

上七味，以水一斗二升，先煮蜀漆，减二升，内诸药，取三升，
去滓，温服一升。（本云桂枝汤，今去芍药加蜀漆、牡蛎、龙骨）

伤寒脉浮，此本麻黄汤证，医者急于奏功，以其恶寒也，漫令炽炭以熏
之，因致汗泄而亡阳。阳浮于上，故神魂飘荡。心气虚则惊，热痰上窜则狂，
惊则不宁，狂则不静，故起卧为之不安，方用龙、牡以收散亡之阳。蜀漆（即
常山苗，无蜀漆即代以常山）以去上窜之痰，而惊狂乃定。于桂枝汤原方去芍药
者，方欲收之，不欲其泄之也。又按亡阳有二，汗出阳虚者，宜附子以收之，
汗出阳浮者，宜龙骨、牡蛎以收之，病情不同，故治亦因之而异也。

形作伤寒，其脉不弦紧而弱。弱者必渴，被火者，必谵语。弱
者发热，脉浮，解之，当汗出而愈。

伤寒之为病，寒邪暴迫于皮毛，营卫之气未动，邪正相持于表分，其势
紧张，故脉必弦紧。若脉不弦紧而弱，虽形寒发热，究属卫阳之虚，所谓
"阳虚生表寒"也。且脉为血脉，脉不紧而弱，则营阴亦虚，虚者而更以火劫
之，必胃中液涸而见谵语。谵语者，胃热上蒙空窍也。但阳虚而见外寒，必

阳不足以卫外，而表邪因之，乃见恶寒发热。但令弱而见浮，虽阴阳俱虚，犹当发汗而解。解外而兼顾里阴，则瓜蒌桂枝为宜。解外而兼清里热，则麻杏石甘为宜，不但如黄坤载所谓桂枝二越婢一汤也。张隐庵乃云："当自汗出而愈。"按之"解之"二字，殊为差误。

太阳病，以火熏之，不得汗，其人必躁，到经不解，必圊血，名为火邪。

脉浮热甚，反灸之，此为实，实以虚治，因火而动，必咽燥唾血。

《内经》有言，阳络伤则唾血，阴络伤则便血数升。太阳之病，本当从外解，漫以火熏，使毛孔干燥，汗不得泄，阳气内张，皮外固拒，则其人必躁，以至欲坐不得，欲卧不安，七日不解，阳热内陷，伤其阴络，遂致圊血。脉浮固属太阳，热甚则将传阳明，本属实热，反误认为假热实寒而灸之，于是阳热上炽，伤其阳络，遂致咽燥唾血。咽为胃管，以咽燥，故知其将传阳明也。

微数之脉，慎不可灸，因火为邪，则为烦逆，追虚逐实，血散脉中，火气虽微，内攻有力，焦骨伤筋，血难复也。

灸有隔姜而灸、隔蒜而灸之别。要必其人寒湿内阻，阳气不达，关节酸痛者，乃为无弊。若其人见微数之脉，则虚阳外浮，真阴不守，阴虚不胜熏灼，则心烦而气逆。追本虚之阴气，逐原实之阳热，于是腠理之血受灼，流溢经脉之中，星星爝火，化为燎原。行见血不养筋，筋不束骨，而痿躄成矣。《内经》云："血脉者，所以利关节，濡筋骨。"今血为火灼而内窜经脉，由经脉而关节，由关节而筋骨，煎熬内攻，日就枯槁，欲关节之复利，手足屈伸如志，可复得乎？吾故曰成痿躄也。此仲师言外之微旨也。

脉浮，宜以汗解，用火灸之，邪无从出，因火而盛，病从腰以下，必重而痹，名火逆也。欲自解者，必当先烦，乃有汗而解。何以知之，脉浮，故知汗出解也。

太阳寒水，标热而本寒，若沸汤然，汗之，则热与水俱去而病当立解，此麻黄、桂枝二方，所以夺造化之权也。凡病用药内攻，则邪从外散。用火外灸，则邪反内陷。所以然者，毛孔受火，则汗液凝闭而不得泄，标热反因火而炽。由是阳热在上，寒湿在下，腰以下身重而痹。痹者，闭也。不惟无汗，而又益之枯燥也。所以然者，阳气不得下达故也。火邪并阳热并居于上，故名火逆。然脉仍见浮，则仍当自汗而解。惟太阳水气之寒，因误下内陷者，必先振慄，然后汗出而解。太阳标气之热，因火攻而下陷者，必先烦，然后汗出而解。阴加于阳，故振慄，阳加于阴，故先烦，为其误治之原委，固自不同也。

烧针令其汗，针处被寒，核起而赤者，必发奔豚，气从少腹上冲心者，灸其核上各一壮，与桂枝加桂汤，更加桂二两。

桂枝加桂汤方

桂枝三两　芍药三两　生姜三两　甘草二两　大枣十二枚　牡桂二两（合桂枝共五两）

上六味，以水七升，煮取三升，去滓，温服一升。（本云桂枝汤，今加桂满五两。所以加桂者，以能泄奔豚气也）

烧针令发汗，此本桂枝汤证，先服桂枝汤不解，针风池、风府，却与桂枝汤即愈之证也。先启其风邪从入之门户，然后用桂枝汤宣营分之郁，使血热达于高表，进风邪而外出。阳气外盛，针处又何从而被寒乎？乃治法不密，未能发肌腠之阳热，合卫气而固表，艾火既熄，寒气乘虚闭其针孔。夫风池本少阳之穴，风池为寒邪遏抑，则少阳之气不受，热势必抗而上行。风府本督脉之穴，属肾之奇经，风府被寒邪闭，吸则少阴之气不平，亦且郁而欲动。以少阳之升发，挟少阴之冲气，此所以一见针处核起而赤，即气从少腹上冲，欲作奔豚也。譬之阴霾昼晦，盛暑郁蒸，地中水气被吸，随阳上升，一时风雨雷电突然交至，今少阳之火，挟肾气上僭，与天时阳热吸水气上行，适相等也。迅雷疾风熄乎雨，奔豚之为病熄乎汗，又相类也。故仲师治法，先灸核上各一壮，与桂枝加桂汤，是即"先刺风池、风府，却与桂枝汤"之成例。盖必疏泄高表之气，然后可以一汗奏功。加牡桂者，所以复肾脏之元阳，倘亦引火归原之义乎？黄坤载自负今古无双，于灸核上之义，徒以"散寒"二字了之，又去原方之牡桂，吾笑其目光如豆耳。

火逆下之。因烧针烦躁者，桂枝甘草龙骨牡蛎汤主之。

桂枝甘草龙骨牡蛎汤方

桂枝一两　甘草二两　龙骨二两　牡蛎二两（熬）

上四味，以水五升，煮取二升半，去滓，温服八合，日三服。

火逆为阳盛劫阴，阴液本亏而又下之，则重伤其阴矣。乃不清其阳热，益之以烧针，于是太阳阳热，郁而加炽，是生烦躁。仲师用桂枝汤中之桂枝、甘草，以疏太阳之郁，因营虚而去苦泄之芍药，以阳盛而去辛甘之姜、枣，加龙骨、牡蛎以镇浮阳，而烦躁息矣。此本节用桂甘龙牡之义也。然则太阳中风，不汗出而烦躁者，何以用大青龙汤？曰："此阴液未伤，阳气欲达不达，故一汗而病已解。""下后发汗，昼烦躁而夜安静。"何以用干姜附子汤？"发汗若下，病仍不解，烦躁者"，何以用茯苓四逆汤？盖一为肾阳无根，随天阳而外浮，故用干姜、生附以续之，无他，阳微故也。一为阳气伤于汗下，不能外达，故用茯苓四逆以助之，亦阳微故也。故但以汗下不解之因于湿阻而加茯苓，以汗下不解之由于伤阴而加人参，要无取镇逆之龙、牡。烦躁同，而所以为烦躁者异也。若后节所谓太阳伤寒，加温针必惊者，证情与火劫亡阳同为龙、牡的证，方治见上，故本条不赘。

太阳伤寒者，加温针必惊也。

此证为浮阳遇火劫而暴升，与上"脉浮"节意旨略同，为桂枝去芍药加龙骨牡蛎证，前条已详，兹特举其所以必惊者之言。盖太阳伤寒病由，实为毛孔水液被外寒凝冱，在气分而不在血分，故但须麻黄汤开泄皮毛。若加温针以助血热，毛孔方为重寒所锢，阳气不得外泄为汗，血热重发于内，必至上冲于脑，而心神为之不宁，譬之关门捕盗，必至反斗伤人不止也。

太阳病，当恶寒发热，今自汗出，反不恶寒发热，关上脉细数者，以医吐之过也。一二日吐之者，腹中饥，口不能食。三四日吐之者，不喜糜粥，欲食冷食，朝食暮吐，以医吐之所致也，此为小逆。

世之治伤寒者，动称汗吐下三法，此大谬也。三阳之证，惟汗下为常法，然汗之太过，下之太早，尚不免于流弊。至于吐，则在禁例，与火劫发汗相等,即如太阳伤寒,恶寒发热其常也,此麻黄汤证也。即自汗出而见发热,亦其常也,此中风主桂枝汤证也。今自汗出,反不恶寒发热,关上脉见细数,细则为虚,数则为热,关上则为脾胃,胃中原有胆汁及肝脾之液,为之消谷。惟吐之太过,胆汁倾泄则黄而苦,肝液倾泄则清而酸,脾液倾泄则腻而甜(脾,西医谓之脺,亦称甜肉)。吐之太过,则胃中虚寒,不能消磨水谷。细数之脉,真寒而假热。脉数者当消谷,今不能食,此与后文"发汗令阳气微,膈气虚"之脉数正复相等。仲师言"一二日吐之腹中饥,口不能食"者,一候至二候为八九日之期,八九日则太阳气将传阳明,用药吐之则伤胃气,胃伤不受水谷,故腹中饥而口不能食,其所以不能食者,膈上之虚阳阻之也(此条宜附子理中冷服方受,或于温药中略增川连以导之)。言"三四日吐之,不喜糜粥,欲食冷食,朝食暮吐"者,三候至四候为二十二、三日之期,二十二、三日,病气将传太阴,此时用药吐之,伤其脾精,脾液不能合胆汁、肝液还入胃中而消谷。气逆于膈上则生虚热,阳微于中脘则生实寒,虚热在上,不能受糜粥之热,故反喜冷食。胃中本寒,热食尚不能消,况于冷食,故朝食而暮吐(此证名反胃,宜大半夏汤。半夏宜生用,甚则吴茱萸汤)。谓之小逆者,此虽吐之内烦,不比汗下亡阳之变,一经温中,虚烦立止,故称小逆。

太阳病,吐之,但太阳当恶寒,今反不恶寒,不欲近衣,此为吐之内烦也。

太阳病当恶寒,以吐之之故,反不恶寒,此与前条同。惟不欲近衣,则与前条异。热在骨髓,乃不欲近衣。吐之内烦,何以见此证情。仲师又不出方治,此正所当研核者也。盖太阳之气标热而本寒,太阳寒水不能作汗,反随涌吐而告竭,标热乃独张于外,此证若渴饮而脉洪大,则为人参白虎汤证,为其入阳明也。若但热不渴者,则为桂枝白虎汤证,为其入阳明而未离太阳也。学者能于此而推扩之,则思过半矣。

病人脉数,数为热,当消谷饮食而反吐者,此以发汗令阳气微,膈气虚,脉乃数也。数为客热,不能消谷。以胃中虚冷,故吐也。

脉数为热,庸工之所知也。数为客热,不能消谷,则非庸工之所知矣。仲师不嫌苦口以启迪后学,而举世梦梦,直至今日,此医道之所以常不明也。

夫脉数果为实热，则当消谷。今乃饮食入而反吐，以发汗太过，损其胃中之阳。膈上承受胃气，气乃不虚，今胃阳微而膈气虚，由是虚阳上浮而脉反动数。究其实，则为胃中虚冷，故食入反吐，按此即甘草干姜汤证。上节所谓"燥烦吐逆，作甘草干姜汤与之，以复其阳"者，此证是也。

太阳病，过经十余日，心下温温欲吐，而胸中痛，大便反溏，腹微满，郁郁微烦，先其时自极吐下者，与调胃承气汤，若不尔者，不可与。但欲吐，胸中痛，微溏者，此非柴胡证。以吐，故知极吐下也。(此条订正)

太阳病过经十余日，已在三候之期，病机当传阳明。"心下温温欲吐"者，温温如水将沸，水中时有一沤，续续上泛，喻不急也。胸为阳位，胸中阳气不宣，故胸痛。但上闭者下必不达，而大便反溏，腹微满而见溏，正系在太阴腐秽当去之象。"郁郁微烦"者，此即"太阳病，若吐、若下、若发汗，微烦，与小承气汤和之"之例也。然必审其先时自极吐下伤其津液者，乃可与调胃承气汤，若未经吐下，即不可与。所以然者，虑其湿热太甚，下之利遂不止也。惟"但欲呕，胸中痛，微溏"，何以决其非柴胡证，但欲呕何以知其极吐下，意旨殊不了了。按伤寒十三日不解条下云："胸胁满而呕，日晡所发潮热，已而微利"，此本柴胡证。今但欲呕而胸中痛，与胸胁满而呕相似，微溏则又与微利相似，况柴胡证多呕，今反因呕而决其为极吐下，意旨尤不可通。不知"呕"字即上温温欲吐之"吐"，传写者误作呕字耳。但欲吐者，缘吐下伤其中气，中阳虚寒而气上泛也。惟既极吐下，胃津告竭，不无燥矢，故可与调胃承气汤。此条正以当传阳明之期，证明调胃承气证。张隐庵反谓非承气证，已属谬误。又以"自极吐下"释为"自欲极吐下"，按之文义，尤属不通。此不过考其未至十余日时曾经吐下否耳。张隐庵惟不知"呕"字为"吐"之误，故说解支绌如此。

太阳病，六七日，表证仍在，脉微而沉，反不结胸。其人发狂者，以热在下焦，少腹当硬满，小便自利者，下血乃愈。所以然者，以太阳随经瘀热在里故也，抵当汤主之。

抵当汤方

水蛭 (熬)　　蛀虫 (去翅足熬) 各三十个　　大黄三两 (酒洗)　　桃仁三十个

上四味，以水五升，煮取三升，去滓，温服一升，不下再服。

太阳病六七日，已满一候，仍见恶寒发热之表证，则其病为不传。但不传者，脉必浮紧及浮缓，乃反见沉微之脉。考结胸一证，关上脉沉，以其结在心下也。今见沉微之脉，反不结胸，其人发狂者，因太阳阳热陷于下焦，致少腹硬满。夫下焦者，决渎之官，上出于肾，下属膀胱，西医谓之输尿管，亦称肾膀管，中医以为肾与膀胱相表里者以此。以少阴为寒水之藏者，未尝不以此也。血海附丽于膀胱，太阳阳热，随经而结于府，伤及胞中血海，因病蓄血，然必验其小便之利，乃可定为血证。抵当汤一下，而即愈矣。

太阳病，身黄，脉沉结，少腹硬，小便不利者，为无血也。小便自利，其人如狂者，血证谛也，抵当汤主之。

太阳病身黄，血液之色外见，已可定为血证。加以脉沉结，少腹硬，则太阳标热，已由寒水之藏，循下焦而入寒水之府。然小便不利者，尚恐其为水结，抵当汤不中与也。要惟小便利而其人如狂者，乃可断为胞中血结，然后下以抵当汤，方为万全无弊。盖小便通则少腹不当硬，今少腹硬，故知其为热瘀血海也。

伤寒有热，少腹满，应小便不利，今反利者，为有血也，当下之，不可余药，宜抵当丸。

抵当丸方

䗪虫（去翅足）　水蛭（熬）各二十个　桃仁二十五个　大黄三两

上四味，捣分为四丸，以水一升，煮一丸，取七合服之。晬时当下血，若不下者更服。

伤寒不从外解，太阳标热循三焦水道，贯肾藏而下膀胱，因有蓄水之证，而少腹满，但蓄水者小便必不利，五苓散主之，猪苓汤亦主之。今小便反利，证情实为蓄血。蓄血者，于法当下，为其热结膀胱，延及胞中血海，所谓城门失火，殃及池鱼也。"不可余药"云者，谓抵当丸外，不当复进他药。丸之力缓，故晬时方下血，亦以其无发狂、如狂之恶候，故改汤为丸耳。

太阳病，小便利者，以饮水多，必心下悸。小便少者，必苦里急也。

太阳标热太甚，则饮水必多。惟太阳之热，不能消水，虽其初小便自利，而水气凌心，心下必悸，以心之悸，即可知其非蓄血。若小便不利而膀胱急结，其为蓄水益信矣。

问曰："病结胸，有藏结，其状何如？"答曰："按之痛，寸脉浮，关脉沉，名曰结胸也。"

"何为藏结？"答曰："如结胸状，饮食如故，时时下利，寸脉浮，关脉小细沉紧，名曰藏结。舌上白苔滑者，难治。"

结胸、藏结二证，予未之见，大率近代医家，以硝黄为禁剂，既无下之太早之变。

予所治太阳证，无不以发汗为先务，故亦无此变证，然其理则可知也。大抵太阳标热挟实者易治，太阳本寒挟虚者难治。结胸之证，阴盛格阳者，难治。藏结之证，独阴无阳者不治。黄坤载云："本异日之阳明证，早下而成结胸，本异日之太阴证，误下即为藏结。"此数语最为深切着明。张隐庵乃以为"病发太阳而结于胸，病发少阴而结于藏"，无论此二证为误治之坏病，不当言发于某经，结于某处，即太阳坏病而强认为少阴，究何异于瞽者之论五色乎。盖论病不经实地试验，即言之成理，终为诞妄。太阳之将传阳明也，上湿而下燥，魄汗未尽，留于上隔，则为痰涎。燥气独发于肠胃，则为便难。燥热蒸迫上膈，乃见潮热。热邪合秽之气，上冲巅顶，则为头痛。浊气上蒙于脑，则为谵语。此不难一下即愈者也。若夫下燥而上湿，则胃中之火不盛，湿邪上泛则呕多，湿邪停于上膈，则心下硬满。设攻之太早，燥矢虽略通，而痰涎内结，必不能一下而尽。于是下后湿注大肠，则利下不止而死。湿留上膈而不去，则为结胸，此即阳明未经燥实，早下而病结胸之明证也。太阳寒水之并入太阴也。上寒而下湿，上寒则吐，下湿则腹满。中阳不运，则食不下。水与湿混而为一，则自利甚。寒并太阴部分，则腹痛。此不难一温而即愈者也。若夫太阳寒水闭于皮毛腠理者，未经化汗，太阴湿藏沾渍不解者，未经阳热蒸迫化燥，设谬以为可攻，而在表之寒在里之湿，凝固而不去，于是湿痰下注入肠，无阳气为之蒸化，则其病为痼瘕（痼瘕色白而黏腻，设见渴饮诸证，则中含阳明燥气，下之可愈）。湿痰并居中脘，无阳热与之相抗，则其病为胸下结硬，是谓藏结。藏结者，结在太阴之藏也，此即太阳之病系在太阴，误下而成藏结之明证也。凡病中有所不通则痛，痰涎凝结于胸中，故按胸而痛。寸脉浮者，表未解也。关脉沉者，以邪结胸膈而中气不通也。然则藏结何以如结胸状，明其为太阴之病，胸下结硬之证也。此证食本不下，因误下之故，而反饮食如故，本自利而自利未减者，此正与厥阴证之除中相类。除中者，阴寒内据，胃气中绝，上无所拒，而下不能留也。寸脉浮关脉细小沉紧者，则以太阳之气浮于外，胸以下固独阴无阳也。"舌上白苔滑，难治"云者，盖胃中有热并湿上蒸则苔黄腻，胃有燥热乃见焦黑，若但见白苔而兼润滑，则中阳已败。干姜、甘草不足以复之，附子理中不足以温之，而扁鹊惊走矣。

藏结无阳证，不往来寒热，其人反静，舌上胎滑者，不可攻也。

病机陷于半表半里者，邪正相争，则往来寒热，故太阳病有发热恶寒之桂枝麻黄各半汤，有形似疟日再发之桂枝二麻黄一汤，有发热恶寒之桂枝二越婢一汤，又有伤寒中风五六日往来寒热之柴胡汤。若不往来寒热，则正气不能与邪争。惟其为独阴无阳，故其人反静。舌上苔滑者，脾肾虚寒而不复温升也。譬之，土润溽暑，则地生莓苔。可见舌上有苔，实由脾阳挟水气上行，郁蒸而始见，今藏结之证，中阳垂绝，宁复有生气发见于舌本，故但见寒湿之苔滑，而绝无一线生机。此证不攻必死，攻之亦死，曰不可攻者，冀其阳气渐复，或当挽救于万一也。

病发于阳，而反下之，热入因作结胸。病发于阴，而反下之，因作痞也。所以成结胸者，以下之太早故也。结胸者，体亦强如柔痉状，下之则和，宜大陷胸丸。(此条订正)

大陷胸丸方

大黄半斤　葶苈子半升 (熬)　芒硝半升　杏仁半升 (去皮尖，熬黑)

上四味，捣筛二味，内杏仁、芒硝，合研如脂，和散，取如弹丸一枚。别捣甘遂一钱匕，白蜜二合，水二升，煮取一升，温顿服之。一宿乃下，如不下更服。取下为效，禁如药法。

此条病发于阳，病发于阴，自当以太阳言之，与上发于阳发于阴一例。

黄坤载《悬解》，最为谛当。张隐庵以阴为少阴，其谬误要无可讳。陈修园因之，此又应声之过也。风为阳邪，则病发于阳，为中风，当以桂枝汤发腠理之汗，而反下之，热入因作结胸。曰热入者，因中风有热故也。寒为阴邪，则病发于阴为伤寒，当以麻黄汤发皮毛之汗，而反下之，寒入因而作痞，仲师不言寒入者，省文耳。中风有汗发热，易于传化阳明，俟其传阳明而下之，原无结胸之变。惟下之太早，汗未透达于肌表，因合标阳内壅，寖成热痰，阻遏肺气。肺气塞于上，则肠胃闭于下，其证略同悬饮之内痛。所以然者，以湿痰胶固于阳位故也。湿痰凝于膈上，燥气留于中脘，故其为病，体强如柔痉。《金匮·痉湿暍篇》所谓"身体强，几几然"者即是。由体强几几而进之，即为卧不着席之大承气证。今本条却言"项强"，传写者误"体"为"项"耳。仲师言下之则和，宜大陷胸丸者，葶苈、杏仁、甘遂以去上膈之痰，硝、黄以导中脘之滞。燥气既去，经脉乃伸，其所以用丸不用汤者，此正如油垢黏滞，非一过之水所能荡涤也。

　　结胸证，其脉浮大者，不可下，下之则死。
　　结胸证悉具，烦躁者，亦死。

　　《易·否》之《象传》曰："内阴而外阳，内柔而外刚，外君子而内小人。小人道长，君子道消也。"明乎此，乃可与言结胸之危候。仲师之言曰："结胸证，其脉浮大者，不可下，下之则死。"又曰："结胸证悉具，烦躁者亦死。"夫群邪在位，贤人在野，则其国必亡。虚阳外脱，阴寒内据，则其病必死，其所以必死者，结胸而见沉紧之脉，虽阴寒在里，遏其真阳，邪正交争，脉因沉紧，但令真阳战胜，则一下而阴寒消歇，其病决不致死。若反见浮大之脉，譬之明季阮马持权于内，史阁部并命于外，必至君子与小人同败。以沉涸之阴寒，格垂脱之真阳，苟不顾其本原而攻下之，不根之阳，方且因之而灭熄。此结胸见浮大之脉，所谓下之而必死者也。其所以烦躁亦死者，结胸之为病，本痰涎并居胸膈之证。其脉沉而紧，心下痛而硬，不大便，舌燥而渴，日晡潮热，心下至少腹俱硬满而痛，或体强如柔痉，或心中懊憹。脉之所以沉紧者，病气凝聚而中有所著也。心下痛而硬者，痰浊与水气并居阳位，格拒而不下也。不大便，舌燥而渴，日晡潮热，心下至少腹硬满而痛者，太阳寒水凝于上，阳明燥气动于下也。体强如痉者，阳热内陷而燥气伤筋也。心中懊憹者，心阳为湿痰所郁，而气不舒也。夫所谓结胸证悉具者，在外则状如柔痉，在里则膈内拒痛，阴寒内乘，阳热外灼，此证已属大难，若更加以烦躁，则证情益剧。盖阳气欲发，格于外寒则烦躁，孤阳无归，格于里阴，则亦烦躁。烦躁同而格于里阴者为甚。譬之汉唐明之末，群奸擅威福于朝，党锢清流东林之狱，流毒海内，士气消磨殆尽，而三社屋矣。夫群奸肆虐，稍有人心者，不能不并力而争，此亦一烦躁之象也。结胸一证，苟中脘阳气未亡，无论汤荡丸缓，皆当下之，而即愈。若浊阴内闭孤阳不归，脾肾虚则里寒益剧，里寒剧则标热益炽。譬之油灯将灭，必反大明，此结胸证悉具，所为烦躁而亦死者也。张隐庵乃谓"太阳正气内结，而不能外出"，并谓"今之患结胸而死者，皆由正结"，见理之悠谬，明眼人当自辨之。（陈修园谓"邪实固结于内，正虚反格于外"，极有见地，黄坤载说尤精）

太阳病，脉浮而动数，浮则为风，数则为热，动则为痛，数则为虚。头痛发热，微盗汗出，而反恶寒者，表未解也。医反下之，动数变迟，膈内拒痛，胃中空虚，客气动膈，短气躁烦，心中懊恼，阳气内陷，心中因硬，则为结胸，大陷胸汤主之。若不结胸，但头汗出，余处无汗，剂颈而还，小便不利，身必发黄也（此黄宜茵陈蒿汤为是）。

大陷胸汤方

大黄六两　芒硝一升　甘遂一钱匕

上三味，以水六升，先煮大黄，取二升，去滓，内芒硝。煮一两沸，内甘遂末，温服一升，得快利，止后服。

太阳病，无问伤寒中风，其脉必浮。浮而见数，则为中风发热。动者，不静之谓。风中肌腠，则上冒太阳之穴而头痛。数为营气之热，肌腠闭而营虚不能作汗。风热上郁，故头痛而脉数。医者苟遇此证，一见头痛发热，汗出恶寒者，不特腠理未解，既皮毛亦未解，桂枝二越婢一汤，其正治也。医反下之，则表阳随之下陷而营气益虚。动数之脉，因变为迟，此证太阳魄汗未经外泄，则以误下而成上湿。太阳阳热不从汗解，则以误下而成下燥。上湿不尽，则痰涎凝结而膈内拒痛，下后胃中空虚，中无所阻，下陷之阳热上冲，客气动膈，而又上阻于痰湿，则短气而躁烦。于是心中懊恼。懊恼者，湿盛阳郁而气机不利也。阳气迫于下，湿邪停于上，壅阻膈下，心下因硬，此为结胸所由成。内陷之阳气，欲出而不得，故躁烦可以不死，非似孤阳外浮、阴寒内阻之烦躁，为阴阳离决而必死也。是故大陷胸汤，用大黄、芒硝，以除内陷之阳热，用甘遂以祛膈下之浊痰，而结胸自愈矣。设因误下之后，不病结胸，则寒湿内陷，而上无津液，证情与火劫发汗但头汗出剂颈而还相似。惟火劫发汗者，津液已涸，故阴虚不能作汗，此证为阴液内陷，故亦见但头汗出剂颈而还之证。阴液与湿热并居，故小便不利而身发黄，但令小便一利，则身黄自退。太阳府气通，阴液得随阳上升，而汗液自畅，此又为五苓散证，而无取大陷汤者也 (不由误下之结胸，予屡见之)。

伤寒六七日，结胸热实，脉沉而紧，心下痛，按之石硬者，大陷胸汤主之。

伤寒六七日，甫及一候，所谓"伤寒一日，太阳受之"也。本寒郁于上，标热实于下，因病结胸。关上脉沉紧者，寒与热并居于中脘也。中脘气阻，故心以下痛。水气与热结而成痰，故按之石硬。但用硝、芒以去实热，甘遂以下湿痰，而结胸自愈。此证不由误下而成，治法与之相等，学者于此，可以悟参变矣。

伤寒十余日，热结在里，复往来寒热者，与大柴胡汤。但结胸，无大热者，此为水结在胸胁也，但头微汗出者，大陷胸汤主之。

伤寒十余日，当两候之期，设传阳明，必发潮热，乃热结于肠胃，而又往来寒热，则阳明之证垂成，太阳之邪未解，如是即当与大柴胡汤，使之表里双解。但胸中痛而表无大热，则阳明之火不实，而太阳之水内壅，上积于胸下及两胁三焦，水道不能下达膀胱。大黄、芒硝皆在禁例，但须与悬饮内痛同治，投之以十枣汤，而胸胁之水邪已破。要惟头有微汗出者，阳气既不能外泄而成汗，寒水又不能化溺而下行，不得已而用大陷胸汤，此亦从头上之微汗，察其中有阳热，格于中脘痰湿而攻之。设头上并无微汗，则仍为十枣汤证，不当更用大陷胸汤矣。

太阳病，重发汗而复下之。不大便五六日，舌上燥而渴，日晡所小有潮热，从心下至小腹硬满而痛不可近者，大陷胸汤主之。

太阳之病，重发汗而复下之。津液屡伤，则阳明之府气将燥，故不大便五六日。舌上燥而渴，日晡所有潮热，此皆大承气汤证。惟心下至少腹硬满而痛，手不可触者，可决为水气痰涎凝洹不解，而非承气汤所能奏效。特于大黄、芒硝外，加甘遂以攻之。如是则不特去阳明之燥，并水气痰涎一时晡削，此亦双解之法也。

小结胸病，正在心下，按之则痛，脉浮滑者，小陷胸汤主之。

小陷胸方

黄连一两　半夏半斤　瓜蒌实大者一枚

上三味，以水六升，先煮瓜蒌，取三升，去滓，内诸药，煎取二升，去滓，分温三服。

病在心下，故称结胸。小结胸与大结胸同，此部位之不可改易者也。但按之痛，则与不按亦痛之大结胸异。脉浮滑，则与大结胸之沉紧异。所结不实，故无沉紧之脉，必待按之而始痛。太阳标热并于上，故脉浮。水气湿热结于心下，故脉滑。小陷胸汤，黄连苦降，以抑在上之标热，半夏生用，以泄水而涤痰，瓜蒌实以泄中脘之浊。按此，即泻心汤之变方。后文半夏泻心汤、生姜泻心汤、甘草泻心汤皆黄连、半夏同用，是其明证也。意此证里实不如大结胸，而略同虚气之结而成痞。方中用黄连以降上冒之热邪，用瓜蒌实以通胃中之积垢，与后文治痞之大黄黄连泻心汤相类，但此证为标热陷于心下，吸引痰涎水气而腑滞稍轻，故以黄连、半夏为主，而以瓜蒌实易大黄。后文所列之痞证，关上脉浮者，腑滞较甚，而又为标热吸引，故以大黄为主，而黄连副之，不更纳去水之半夏也。

太阳病，二三日，不能卧，但欲起，心下必结。脉微弱者，此本有寒分也，反下之，若利止，必作结胸，未止者，四日复下之，此作协热利也。

古者庸工之误治，必有误治之因，所患一间未达耳，非似今日之名医，不论何证，既以不能生人不能杀人之药为标准，置人于不生不死之间也。太阳病二三候，正当传阳明、少阳之期。"不能卧，但欲起，心下结"，此正与胃家实相似，盖胃不和，固寐不安也。误下之因，实出于此。由是以微弱之脉本有寒分者，置之不辨，反与滑大之脉同治。若一下而即止，标热与本寒停蓄心下，因作结胸。若一下不止，则标热与本寒并趋大肠，因作协热利。寒即因利而消，寒从水尽也。按后文协热利者，脉沉滑，《金匮》："下利脉滑者，当有所去"，则当及四候之期，更进大承气汤，乃一下而更无余事矣。《少阴篇》"下利色纯青"，与此同例，故知用大承气也。

太阳病，下之，其脉促，不结胸者，此为欲解也。脉浮者，必结胸。脉紧者，必咽痛。脉弦者，必两胁拘急。脉细数者，头痛未止。脉沉紧者，必欲呕。脉沉滑者，协热利。脉浮滑者，必下血。

太阳病下之后，其脉促，则太阳表气不因误下而陷，而反欲上冲。气上冲者，虽不结胸，其胸必满，无他，为其营气欲出，卫不与之和也，故其证当从汗解，上节桂枝去芍药汤主之者，即系此证。若喘而汗出，则又为葛根芩连证。揆之本条欲解之义，未能强合。结胸之脉，寸口必浮，若关上见沉紧，即为大结胸证，设但见浮脉，标热在上，将成小结胸证。脉紧固伤寒之本脉，下后脉紧咽痛者，表气因下骤虚，外寒闭其皮毛，阻遏阳气，因病咽痛，按此为麻杏石甘汤证。盖咽为胃之门户，寒遏于肺，麻、杏以散之，热郁于胃，石、甘以清之，而非少阴咽痛用半夏散之证也。"脉弦，必两胁拘急"云者，盖弦为阴寒之脉而主痛，《金匮·腹满疝宿食篇》云："趺阳脉微弦，法当腹满，不满者，必便难，两胠疼痛，此虚寒从下上也，当以温药服之。""寸口脉弦者，即胁下拘急而痛，其人啬啬恶寒。"盖两胁居两肾之上，为三焦水道之冲，太阳寒水从三焦下行，由肾出膀胱者，《内经》认之下焦（即"输尿管"）。太阳寒水，不能化汗而出皮毛，则寒湿阻于两胁，故其证恶寒。恶寒者，表寒未解而水气内积。今人一见弦脉，便言肝胆为病，曾亦知为手少阳三焦之病乎？所以谓"脉细数头痛未止"者，头痛为太阳本病，云未止者，表未解也。细数虽非太阳本脉，然标热上郁，终异阳明实热，故脉来细数。前文云"脉浮数者，可发汗"，亦表未解也。本太阳病不解而转入少阳者，必干呕而脉沉紧。沉则寒水着于里，紧则标热拒于表，少阳篇主以小柴胡汤，柴胡以散表寒，黄芩以清里热，使内陷之邪，仍从太阳外解而为汗，则沉紧和而呕亦止矣。脉沉滑所以成协热利者，沉则在里，滑则停瘀，此即上"四日复下"之证也。脉浮滑必下血者，太阳标热，系于表则浮，入于府则滑。太阳之府，与胞中血海相附丽，故必伤及血分。苟其蓄而不下，则为抵当汤证。若血既自下，其势无可再攻，求之《金匮》，惟赤小豆当归散最为允当，此无他。以胞中之血，部位甚下，直可决其为近血故也。

病在阳，应以汗解之，反以冷水潠之。若灌之，其热被劫，不得去，弥更益烦，肉上粟起，意欲饮水，反不渴者，服文蛤散。若不差者，与五苓散。寒实结胸，无热证者，与三物小陷胸汤。白散亦可服。

文蛤散方

文蛤五两

上一味为散，以沸汤和一方寸匕服。

白散方

桔梗、贝母各三分　巴豆一分 (去皮心，熬黑，研如脂)

上三味，为散，内巴豆，更于臼中杵之，以白饮和服，强人半钱匕，羸者减之。

太阳标热，其气外张，发于皮毛者无汗，发于肌腠者多汗。设用麻黄汤以解表，桂枝以解肌，皆当一汗而愈。要之太阳标热，异于阳明实热者，不无凭证。浮热外张，其口必燥，故意欲饮水。胃中无热，故不渴。太阳本气，不从汗解，反因凄沧之水，逼而入里。心下有水气，故津不上承，而欲饮水。文蛤当是蛤壳，性味咸寒而泄水，但令水气下泄，则津液得以上承而口不燥矣。服文蛤散而不差，或以文蛤泄水力薄之故，改用五苓以利小便，则水气尽而津液得以上行矣。此冷水迫太阳水气入里，脾精为水气阻隔，不达舌本，真寒假渴之方治也。若太阳本寒之气，以冷水外迫，内据心下，而成寒实之结胸，则当用黄连以降逆，生半夏以泄水，瓜蒌实以通腑滞，非以其有宿食也。不如是，不能导水下行也。至如白散则尤为猛峻，桔梗、贝母以开肺，巴豆能破阴寒水结，导之从大肠而出。夏令多饮寒水，心下及少腹痛，诸药不效者，皆能胜之，此冷水迫阴寒入里，寖成水结之方治也。

太阳与少阳并病，头项强痛，或眩冒，时如结胸。心下痞硬者，当刺大椎第一间、肺俞、肝俞，慎不可发汗，发汗则谵语。脉弦，五日谵语不止，当刺期门。

太阳与少阳并病，其原有二，一为太阳水气不能作汗外解，循三焦水道内壅，水结寒水之藏，则胁下痛，水结寒水之府，则少腹满而小便不行，此并手少阳三焦为病者也。一为太阳水气垂尽，胃中消食之胆汁生燥，此证津液先亏，设治之不慎，使胆火炽于胃底，胃中津液耗损殆尽，由是胃热上熏于脑，神识被蒙，发为谵语，此合足少阳为病者也。无如近世医家，妄称半表半里，甲木乙木，而不求病原之同异，一遇此证，无不以大小柴胡为圭臬，此真相之所以常不明也。考头项本太阳经脉，由脑后下项之道路，水气不能作汗，则强痛。水气少而经脉拘急，则亦强痛。水气郁而欲达，则病眩冒，此眩冒当从汗解者也。水气虚而标热上行，则亦眩冒，此眩冒之不当从汗解者也。水气结于心下，则心下痞硬而成结胸。水液不足，则虚气上冲，心下痞硬而时如结胸。时如结胸云者，明其有时而软，可断其非水结也，故治法当刺大椎第一间（"间"，去声，隙也）。泻其肺俞、肝俞，令肺气不郁于上，则上源足资津液之虚。肝脏不郁于中，则肝液亦能滋胃中之燥。设不明其为津液之虚，泥于头项强痛，误用麻黄发汗，则胃中胆火，益无所制，将胃中宿食尽化燥屎，毒热秽气上熏于脑，而谵语作矣。曰："脉弦，五日谵语不止，当刺期门者"，此亦开肝脏之郁，借肝藏余液，以熄胃中胆火，使不至燥热而生变。盖因胆寄肝叶之内，惟肝液能制其焰故也。若过此以往，直可决为大承气证矣。不然，《少阴篇》之下利色纯青，此正胆汁为病也。何以急下而宜大承气汤乎？厥阴之厥深热深，厥微热微，此亦胆火内炽也。何以应下误汗而口伤烂赤乎？近人因此条谵语刺期门与后二节同，谬指为热入血室。夫妇人有经水适来、经水适断凭证，故其谵语，可定为热入血室。此证为液亏胃燥之证，不知何所据，而指为热入血室也。

妇人中风，发热恶寒，经水适来，得之七八日，热除而脉迟身凉，胸胁下满，如结胸状。谵语者，此为热入血室也，当刺期门，随其实而取之。

妇人中风，当内热已盛，表寒未罢，经水适逢其会而至，此未可定为热入血室否也。得病七八日，正发于阴而恶寒之证，当热除身凉之候，乃果应七日当愈之期，热退而脉迟（不数且紧之谓迟）身凉，证情当霍然矣。乃又胸胁下满，如结胸状。设为太阳标热并水气结心下、胁下，要惟硬满而痛，不当谵语，谵语者，郁热上蒙空窍，神识模糊，为如狂发狂之渐，以前此经水适来，故知为热入血室。然则何以不用抵当汤丸及桃核承气，而但泄肝之期门穴。曰"此证虽热入血室，而胞中血海尚无瘀血，故先刺期门以泻肝胆之热，此曲突徙薪之计"。随其热之实而先时以取之，不待血之既结，后时而救之也。

妇人中风，七八日，经水适断者，续得寒热，发作有时，此为热入血室，其血必结，故使如疟状。发作有时，小柴胡汤主之。（此条订正）

此节"经水适断"四字，张隐庵谓当在"七八日"下，此说良是。中风七八日，以向愈之期，经水适然中断。设中风本证未罢，病之无关于经水，更何待言。若本证已解，续得发作有时之寒热，愈而复病曰续，新而非故曰得。中风之热无间昏旦，此独休作有时，可见经水适断之即为病因矣。经水既来，即血室空虚，太阳余热，乘虚而入，阻其下行之路，以致血结胞中。但寒热发作之时，仲师未有明文，吾以为当在暮夜。营气夜行于阳，热之郁伏血室者，乃随之而俱发，此证得自经后，血虽结而不实，究以气分为多，故但需小柴胡汤以解外，寒热去而血结自解。设或不解，然后再用抵当汤攻之，热邪之内陷者去，瘀血无所吸引，则固易为力也。

妇人伤寒，发热，经水适来，昼日明了，暮则谵语，如见鬼状者，此为热入血室，无犯胃气及上二焦，必自愈。

妇人伤寒，业经发热，则全身腠理孙络，一时迸出至高之热度，与表寒战胜。此时病气，固已在营而不在卫，若当经水适来，营分之标热，乃因类而乘其虚，营气昼行于阴，不与天阳相接，故昼日明了，及其夜行于阳，血中邪热随阴气而动者，乃至上塞心窍而昏脑气，故暮则谵语，如见鬼状。此证血热在下，故但需攻瘀泄热，病当自愈。若发其汗，损中脘之胃液，竭上中二焦之水分，血热乃益无可制矣，此则仲师言外之意（此证当用大柴胡汤）。

伤寒六七日，发热，微恶寒，支节烦疼，微呕，心下支结，外证未去者，柴胡桂枝汤主之。

柴胡桂枝汤方

柴胡二两　黄芩、人参各一两半　半夏二合半　甘草一两　桂枝、芍

药、生姜_{各一两半} 大枣_{六枚}

上九味，以水七升，煮取三升，去滓，温服一升。

伤寒六七日，已尽一候之期。太阳本病为发热恶寒，为骨节疼痛。今发热微恶寒肢节烦疼，特标热较甚耳。太阳外证，固未去也。微呕而心下支结者，胃中湿热闭阻，太阳阳热欲达不得之状，此即太阳病机系在太阴之证。发在里之湿邪，作在表之汗液，柴胡桂枝汤其主方也。然则病本伤寒，何不用麻黄而用桂枝。曰："伤寒化热，则病阻于肌，故伤寒亦用桂枝。"本书伤寒五六日，发汗复下之变证，用柴胡桂枝干姜汤，其明证也。设中风未化热，则病犹在表，故中风亦间用麻黄，本书大青龙汤及《金匮》风湿用麻黄加术，用麻黄杏仁甘草薏苡，其明证也。盖必具此通识，然后可与读仲景书。

伤寒五六日，已发汗而复下之，胸胁满，微结，小便不利，渴而不呕，但头汗出，往来寒热，心烦者，此为未解也，柴胡桂枝干姜汤主之。

柴胡桂枝干姜汤方

柴胡_{半斤} 桂枝_{三两} 干姜_{二两} 黄芩_{三两} 牡蛎_{二两} 甘草_{二两}
瓜蒌根_{四两}

上七味，以水一斗二升，煮取六升，去滓，再煎取三升，温服一升，日三服。初服微烦，复服，汗出便愈。

伤寒五六日，未及作再经之期，汗之可也。已发汗而复下之，则非也。苟令汗之而当，则病机悉从肌表外散，上自胸胁，下及三焦膀胱，当可全体舒畅，宁有停蓄之标热本寒，郁于中而不达。惟其当可汗之期，早用芒硝、大黄，以牵掣其外出之路，于是未尽之汗液，留于胸胁，而胸胁为满，并见蕴结不宣之象。标热吸于上，故小便不利。先经发汗，胃中留湿较轻，故渴而不呕。标热吸于外，本寒滞于里，表里不融，故往来寒热。阳浮于上，内陷之阴气不从，故但头汗出。阳上越，故心烦。此正与"伤寒八九日，下之，胸满烦惊"同例，非似病后之虚烦。以曾经发汗，故早下而不成结胸也。方用柴胡、桂枝、干姜，温中达表，以除微结之邪，用黄芩、生草、瓜蒌、牡蛎，清热解渴降逆，以收外浮之阳，于是表里通彻，汗出而愈矣。按此证与前证略同，以其无支节烦疼而去芍药。以其渴而不呕，加瓜蒌根而去半夏。

以其胸胁满兼有但头汗之标阳，去人参而加牡蛎，不难比较而得也。

伤寒五六日，头汗出，微恶寒，手足冷，心下满，口不欲食，大便硬，脉细者，此为阳微结，必有表复有里也。脉沉亦在里也，汗出为阳微。假令纯阴结，不得复有外证，悉入在里，此为半在里半在外也。脉虽沉紧，不得为少阴病。所以然者，阴不得有汗，今头汗出，故知非少阴也，可与小柴胡汤。设不了了者，得屎而解。

太阳标阳盛，则表证多汗而传阳明，本寒胜，则水结心下，由三焦连属胁下而病延少阴之藏（胁下为肾藏所居）。此标阳外绝，所以有藏结无阳之证也。今伤寒五六日，已将一候，苟其阳盛，则必外有潮热而转阳明。今头汗出，微恶寒，手足冷，心下满，口不欲饮食，大便硬，阴寒之象见于外，寒湿之气凝于里，大便虽硬，其不为阳明承气汤证，要无可疑。头汗出，则标热尚存。微恶寒，手足冷，心下满，则水气结于心下，似与寒实结胸相类。结胸证原有五六日不大便者，于大便硬一层，要可存而不论，且此证脉细沉紧，与少阴藏结证之小细沉紧略无差别。然以证情论，不惟藏结无汗，即结胸亦不当有汗，则此证所当注意者，独有头汗出耳。但头汗出而心不烦，故仲师谓之阳微结。阳微结者，标阳微而水气结也。标阳微于外，故但头汗出。本寒结于里，故微恶寒。手足冷而心下满，口不欲食，大便硬者，上湿而下燥也。但头汗出而不及遍体，故曰阳微。心下满，故知为水结，设但为寒结，外必无汗，今有头汗，故知非纯阴之藏结。且无阳之藏结，不特外无汗液，水气由三焦下陷，必且悉数入里而痛引少腹，此由寒水之藏入寒水之府，而病属足少阴者也。今但见为心下满，而复有头汗，故知其非少阴证，可用小柴胡汤达心下水气，还出太阳而为汗，而病自愈矣。若不了了，则下燥未化也，故曰："得屎而解。"门人丁济华以为不若与大柴胡汤，较为直捷，不知此证紧要，只在去心下之满，原不急乎消大便之硬。上湿既散，津液自当下行，不待硝、黄攻下，自能得屎而解也。

伤寒五六日，呕而发热者，柴胡汤证具，而以他药下之。柴胡证仍在者，复与柴胡汤，此虽已下之不为逆，必蒸蒸而振，却发热汗出而解。若心下满而硬痛者，此为结胸也，大陷胸汤主之。但满而不痛者，此为痞，柴胡不中与之，宜半夏泻心汤。

半夏泻心汤方

半夏半斤　黄芩、干姜、甘草、人参各二两　黄连一两　大枣十二枚

上七味，以水一斗二升，煮取六升，去滓再煎，取三升，温服一升，日三服。

此承上凡柴胡汤病证节引起误下成结胸，误下成痞之变证。水气入里，胃不能受，故呕。太阳表证仍在，故发热。有表复有里，故曰柴胡汤证具，非必兼"往来寒热，胸胁苦满，胁下痞硬，小便不利"诸证也。误下不见变证，语详柴胡汤为汗剂条，兹不赘述。若下后变证，见心下满而硬痛，则痰涎停蓄中脘，为宿食阻格而不下，故用甘遂、硝、黄以通之（设见上"伤寒六七日，结胸"条下）。设病满而不痛，不因误下而始见，则胸胁苦满及头汗出而心下满，何尝非小柴胡证。今出于误下之后，是当与结胸同例，而为水气之成痞，故宜以半夏泻心汤，生半夏以去水（纳半夏以去其水见《金匮》），黄芩以清肺，黄连以降逆，干姜以温胃，甘草、人参、大枣以和中气。脾阳一振，心下之痞自消矣。以其有里无表，故曰柴胡不中与之。

太阳、少阳并病，而反下之，成结胸。心下硬，下利不止，水浆不下，其人心烦。

太阳寒水之气，循手少阳三焦上行，外出皮毛则为汗，由手少阳三焦下行，输泄膀胱则为溺。若夫二阳并病，则上行之气机不利而汗出不彻，下行之气机不利而小便难。水道不通，正宜五苓散达之，而反用承气以下之，于是水结心下，遂成结胸。水渗大肠，下利不止，水结上焦，故水浆不下。水气遏抑，阳气不宣，故心烦。按此证上湿下寒，即上三物小陷胸汤证，以寒实结胸而无热证，与病在阳节略同，故知之。

脉浮而紧，而复下之，紧反入里，则作痞，按之自濡，但气痞耳。

浮紧之脉，属太阳伤寒，寒邪迫于卫，营热抗于里，故两脉浮紧。此本麻黄汤证，一汗可愈者也，而反下之，脉因沉紧，心下结而成痞。寒本阴邪，

伤寒误下成痞，即上所谓"发于阴而反下之，因作痞也"。浮紧者，阳气外张，与表寒相持不下，误下里虚，阳气反陷于里，仍见相持不下之沉紧，此时阳气内陷，太阳寒水之气，未尝随之俱陷，故按之而濡。则舍气痞而外，初无所结，其证为但热不寒。仲师于此条，虽不出方治，要即为后文大黄黄连泻心汤证。本浮紧之脉，紧反入里，则浮仍在外可知。张隐庵注反以是为虚寒之象，真是误人不浅，使其果属虚寒，则后文心下痞按之濡，何能用大黄黄连泻心汤乎。

太阳中风，下利呕逆，表解者，乃可攻之。其人漐漐汗出，发作有时，头痛，心下痞硬满，引胁下痛，干呕，短气，汗出不恶寒者，此表解里未和也，十枣汤主之。

十枣汤方

芫花（熬）　甘遂　大戟

上三味，等份，各别捣为散，以水一升半，先煮大枣肥者十枚，取八合，去滓，内药末，强人服一钱匕，羸人服半钱匕，得快下利后，糜粥自养。

发热恶风有汗脉浮缓者为中风，寒水陷于大肠，则湿渗阳明而病下利。寒水陷于胃，则少阳胆汁从胃中抗拒而为呕，虽病情兼见少阳，似在禁下之例，而部分已属阳明。阳明标热本燥，而中气则为湿，阳明不从标本而从中气，则证属湿痰。痰湿系于阳明，例得攻下，然惟发热恶风之证罢，乃可攻之。故其人汗出如潮热状，阳气上盛，故头痛。此头痛与不大便五六日之头痛同在巅上。之数者，皆可决为太阳合阳明为病。心下气阻，按之硬满，引胁下而痛，皆可决为太阳水气合三焦水道为病，而攻下必以汗出不恶寒为验，按此证与《金匮》悬饮内痛略同。太阳之邪，出于寒水，水气积，则吸入之气，无所容而气为之短。太阳之标为热，水气得热，蒸久成痰，欲呕而不能倾吐，则为干呕。汗出不恶寒，则外自皮毛，内达肌理，绝无外邪留恋，即此可定为表解。可见心下痞，按之硬满，痛引胁下，直里未和耳，然后用十枣汤以下其水，此亦先解其表，后攻其里之通例也。

太阳病，医发汗，遂发热，不恶寒，因复下之，心下痞，表里

俱虚，阴阳气并竭。无阳则阴独，复加烧针，因胸烦，面色青黄，肤眴者难治。今色微黄，手足温者，易愈。(此条订正)

太阳病发其汗，犹曰："太阳病当以汗解也。"无问在表之用麻黄，在肌之用桂枝，一也。所难解者，遂发热恶寒耳。岂未经发汗之前，本不发热，本不恶寒，因发汗之故，遂致发热恶寒乎？若初不见发热恶寒，何以知为太阳病乎，此不可通者一。医虽至愚，谁不知发热恶寒之当发其汗，何至误用硝、黄，则因复下之句，"因"字全无着落，不可通者二。今细玩本文，特于恶寒上遗脱"不"字耳，如此则因字方有着落。盖太阳发热恶寒之病，一汗之后，遂致发热不恶寒，此时颇类传入阳明。因其似阳明而下之，太阳水气，已由一汗而衰，不能再作结胸，于是虚气无所附丽，因结于心下而成痞。盖发汗则卫气虚，阴液伤于上也。下则营气虚，脾阳陷于下也。阴阳气正并竭，更以烧针损其已伤之阳气，耗其已伤之阴血，遂致胸中烦热。血凝则面色青，湿聚则面色黄 (跌打损伤，俱见青色，伤血故也。瘕疝之证，面见黄色，聚湿故也)。烧针动经，故肤眴。血凝湿聚，周身皮肤跳动，皆正气不支之象，故曰难治。但见面色微黄，手足温者，初不过脾虚湿胜，故曰易愈，于太阴中求之足矣。愚按阴阳气并竭下，忽着"无阳则阴独"五字，殊难解说，前既云"阴阳气并竭"矣，何所见而指为阴独乎。自来注释家，往往囫囵读过，故所言并如梦呓。仲师何以不言阴阳并竭，而言阴阳气并竭，盖气为阳，汗后肺阴外泄，而卫气一伤。下后脾阳下陷，而营气再伤。营卫之阳气两耗，而痰湿结痞于心下者，乃独存无气之浊阴，故曰无阳。无阳者，无气也。试观胶黏成块之白痰如结晶体者，方在咯出之时，咽喉中已觉冰冷，此即浊阴无阳气之明证。心下之痞，正如是耳。

心下痞，按之濡，其脉关上浮者，大黄黄连泻心汤主之。

大黄黄连泻心汤方

大黄二两　黄连一两

上以麻沸汤二升渍之须臾，绞去滓，分温再服 (大黄、黄连气味苦寒，其性善泄，生则易行，热则迟缓，故麻沸汤渍之)。

心下痞，而复恶寒，汗出者，附子泻心汤主之。

附子泻心汤方

大黄二两　黄连、黄芩各一两　附子一枚（炮，去皮，破开，煮取汁）

上四味，切三味，以麻沸汤二升，渍之须臾，绞去滓，内附子汁，分温再服。

此二节，发端便言心下痞，而不言其所以然。盖承上"脉浮紧"节言之。太阳标热，误下内陷，因成气痞。气与水合，则按之硬痛，有气无水，则按之而濡，但为气痞，故关上脉浮而不见弦紧。标热陷，则与阳明燥气相合，而大便不行，故宜大黄黄连泻心汤以泄之。俾阳明之火下降，而心气不足者自纾（《金匮·十六》："心气不足，吐血衄血，泻心汤主之。"按：《金匮》有黄芩，此则传写遗脱也）。若夫标热炽于里而上见心气之抑塞，表阳复虚于外而见恶寒汗出，是又当于芩、连、大黄引火下泄外，加炮附子一枚，以收外亡之阳，则一经微利，结热消而亡阳收矣。此仲师示人以随证用药之法，学者能于此悟随证加减，庶无胶柱鼓瑟之弊乎。

本以下之，故心下痞，与泻心汤，痞不解，其人渴而口燥烦，小便不利者，五苓散主之。

本以误下成痞而用泻心汤，设为标热结于心下，太阳寒水初不与俱陷，则但用大黄黄连泻心汤，一下而痞解矣。或同为标热成痞而微见恶寒汗出之真阳外脱，则加附子一枚，兼收外脱之阳，而痞亦解矣。然卒不解者，此时论治，正需详辨其本原。若便以渴而口燥，误认为阳明实热，正恐硝、黄、朴、枳，伤无病之肠胃，而正气益虚，即明知非阳明内实，而漫投入人参白虎以解渴而止燥，要惟小便自利者，方可决为下后液亏而用之无疚。设其人小便不利，则为太阳本气郁陷，标热上结，本寒下阻，不去其水则阴液不升，阴液不升则阳热之结于心下者不降，然则仲师方以五苓散。实为探本穷原之治，所谓牵一发而全身俱动也。不然，五苓散利小溲之药耳，即多饮暖水发汗，亦为发汗之药耳，安在其能消痞乎？（五苓散消痞功用如此，历来注家多不解）。

伤寒汗出，解之后，胃中不和，心下痞硬，干噫食臭，胁下有水气，腹中雷鸣，下利者，生姜泻心汤主之。

生姜泻心汤方

生姜四两　甘草、人参各三两　干姜一两　黄芩三两　半夏半斤　大枣十二枚　黄连一两

上八味，以水一斗，煮取六升，去滓，取三升，温服一升，日三服。

伤寒一证，恶寒无汗者，自以汗出表解为向愈之期。但汗发太过，胃中津液耗损，亦时见调胃承气之证。胃中不和，心下痞硬，干噫食臭，皆似之。但令发汗透畅，太阳水气，悉由皮毛外泄，则必无未尽之水液，从三焦水道流注胁下而为胀满。亦必不至水气混杂太阴寒湿，致腹中雷鸣而下利。夫胃中胆汁生燥，故不和。胆胃上逆，则干噫食臭。太阳标热合水气结于胃之上口，故心中痞硬。水气吸于标阳，乃不能由肾下出膀胱，以至凝结于胁下。胁下固肾藏所居，输尿之关键也。水道不通，则溢入大肠，雷鸣而下利。痰饮之水流胁下，及水走肠间，沥沥有声，其证情正相类也。然则仲师何以不用猪苓汤、五苓散。曰："此必无济也。"阳热吸于上则水气必难下达，不去其上热，则水道不行，故用生姜泻心汤。生姜、半夏以泄上源之水，黄芩、黄连以清上焦之热，炙草、人参、干姜、大枣，以扶脾而温中，则上热去，下寒消，而水道自通矣。按此证与后文"腹中痛，欲呕吐"者略同，故黄连汤方治，即为生姜泻心汤之变方，但以桂枝易生姜、黄芩耳。究其所以不同者，则以非芩、连并用，以肃降心肺两藏之热，而痞将不去也(附子泻心汤、生姜泻心汤、大黄泻心汤、甘草泻心汤并同，可见立方本旨矣)。

伤寒中风，医反下之，其人下利，日数十行，谷不化，腹中雷鸣，心下痞硬而满，干呕，心烦不得安。医见心下痞，谓病不尽，复下之，其痞益甚，此非结热，但以胃中虚，客气上逆，故使硬也。甘草泻心汤主之。

甘草泻心汤方

甘草四两　黄芩、干姜各三两　半夏半升　黄连一两　大枣十二枚

上六味，以水一斗，煮取六升，去滓再煎，取三升，温服一升，日三服。

伤寒无表汗，则汗之以麻黄，中风表汗泄而肌理无汗，则汗之以桂枝，

此仲师定法，不可变易者也。若医反下，则太阳寒水，不能外达为汗，反乘下后里虚，内陷于肠胃而下利日数十行，致有"完谷不化，腹中雷鸣"诸变。要知猝发之变证，为水气暴迫所致，但用五苓散以利小便，而更无余病，不似病久太阴寒湿，肠胃俱虚，必待四逆、理中也。若并见"心下痞结硬满，干呕，心烦不得安"诸证，则决非五苓散证可知。《内经》云："暴迫下注，皆属于热。"此时下利日数十行，甚至完谷不化，腹中雷鸣，可知太阳标热，已随寒水下陷。心下硬满之痞，不惟与结胸之标热寒水并停心下者不同，与太阳标热独陷心下但气痞者亦异。夫阳热结于心下，与胃中胆汁两阳相薄，则阳明之火，当挟胃实而益炽，以大黄黄连黄芩汤复下之可也。至下后寒水合标热冲迫，至胃中不留完谷，则与标热结心下成痞，挟胃实为病者，绝然相反，以大黄芩连汤复下之，不可也。乃医者误以为标热内结之气痞，误用大黄泻心汤，遂致其痞益甚。不知脏腑之中，惟胃至热，若炽炭然，不能容涓滴之水，水入于胃，则悉化为气（西医饮牛以盆水随杀而验之，胃中固无水也，此虽胃中不能容水初步之试验，而其理确不可易）。若胃中留水，即病痰饮。所以然者，则以胆汁不足，而消水之力弱也。今以误下致胃虚而胆火挟客气上结心下而成痞，与太阳标热挟胃实成痞者，虽气痞同，而所以成气痞者不同。彼为标热内结，此则不由标热也。干呕者，胃中胆汁因下后生燥，无所依据而上逆也。心烦不得安者，胆火由胃底冲迫胸膈，而坐立不安也，非太阳标热，故谓之客气。仲师主以甘草泻心汤者，重用生甘草以清胃中之虚热，大枣十二枚以补胃虚，干姜、半夏以涤痰而泄水，芩、连以抑心肺两藏之热，使上热下行，水与痰俱去，则痞消于上而干呕心烦已，湿泄于下而利亦止矣。但方治更有未易明者，痞在心下，但用黄连以抑心阳导之下行足矣，而诸泻心汤方治，何以并用清肺之黄芩。盖肺为水之上源，肺藏热则水之上源不清，上源不清，则下游之水气不泄。此其所以芩、连并用也。

伤寒，服汤药，下利不止，心下痞硬，服泻心汤已。复以他药下之，利不止。医以理中与之，利益甚。理中者，理中焦，此利在下焦，赤石脂禹余粮汤主之。复利不止者，当利其小便。

赤石脂禹余粮汤方

赤石脂、太乙禹余粮各一斤

上以水六升，煮取二升，去滓，分温三服。

　　伤寒不解其表，先攻其里，以致太阳水气，与太阴之湿混合，下利不止。下后胃虚，客气上逆，以致心下结痞硬满，此时服甘草泻心汤是也。乃服泻心汤已，痞去而利依然（观下文但言治利，不更言痞，可见其痞已愈）。医以为协热利也（协热利本有四日复下之例），复以他药下之，利仍不止。医又以为太阴寒湿也，而以理中与之，果其证属寒湿，不难得温便愈。然竟利益甚者，盖理中作用，在升清而降浊，向以虚气膨胀于胃中，阻其降浊之力，中气得温而升，胃中积垢自当从大肠下泄而无余。若下焦水气，不从肾关而出为溺，以至溢入大肠，则病不在中而在下。中气升，即下无所吸，此其所以利益甚也。大肠为水冲激，至于滑疾而不收，是当以收摄为主。赤石脂禹余粮汤既能泄湿，又复敛肠。若肠中水气无多，利当自愈。其不愈者，必肠中水气甚盛，非用五苓散开其决渎，必不能杀其冲激之力也。

　　伤寒，吐下后，发汗，虚烦，脉甚微，八九日，心下痞硬，胁下痛，气上冲咽喉，眩冒，经脉动惕者，久而成痿。

　　伤寒吐下之后，津液已虚，更发其汗，津液更虚，血与汗同体而异用，故夺血者不可发汗。液与精异物而同源，故失精家亦不可发汗。今津液伤于吐下，复发其汗，则其血必虚，血虚则心烦而脉微。病延八九日，已在两候当传阳明之期，胃液以汗而生燥，肝胆与胃同居中部，而掩覆于胃之右侧，时出余液入胃，为消融水谷之助。胃燥则肝胆俱燥，胆火上逆，则心下痞硬，但此证心下无水，虚气成痞，按之当濡，而转见硬者，标热自上而下，其气衰，客气自下上攻，其气盛。方盛之气，不可屈抑，故硬也。胁下为下焦水道之冲，自肾而下，即由下焦输出膀胱，以吐下后之发汗，致太阳腑气上逆，而中焦水道为虚气所格，不能由肾下走膀胱，故胁下痛。阴竭而阳亢，噫气仍上冲咽喉，此气即心下结痞，胃中浊热之气，此证与后文胸有寒之瓜蒂散证相似，其不同者眩冒耳。寒水结为痰涎，故阻阨肺气，噫气反上冲咽喉而鼻窍不通，阴伤而阳越，故噫气亦上冲咽喉，以致颠眩而郁冒。设令阴虚阳亢，未见经脉动惕，此往尚无遗患，若浮阳暴冲于上，一身脉络，为之跳荡不宁，则血分既耗折殆尽，终以不能养筋，久而成痿。痿者，枯萎而不荣也（张注谓"委弃不为我用"，迂曲不通，不可为训）。究病原所自出，盖不出于吐下，而出于吐下后之发汗。津液既损于前，而又重发其汗竭之，故虚阳益张而不可遏。愚谓此证惟柴胡加龙骨牡蛎汤最为近似，柴胡汤以散心下之痞，通胁下之痛，龙骨、牡蛎以收暴发之浮阳，然后养阴补血以善其后，或亦千虑之一得也。

伤寒发汗，若吐、若下解后，心下痞硬，噫气不除者，旋覆代赭石汤主之。

旋覆代赭石汤方

旋覆花三两　代赭石一两　人参二两　甘草三两　生半夏半升　生姜五两　大枣十二枚

上七味，以水一斗，煮取六升，去滓再煎，取三升，温服一升。

"伤寒，恶寒，无汗，头项强痛"者，以发汗而解。胸痞气冲，胃中有湿痰，吐之而解。病传阳明，潮热而渴者，下之而解，解后当无余病矣。然卒心下痞硬噫气不除者，此正与"汗出解后，胃中不和，心下痞硬，干噫食臭"略相似，但彼为表解之后，里水未尽，下渗大肠而见腹中雷鸣下利，故宜生姜泻心汤，以消痞而止利。此证但见胃气不和，绝无水湿下渗之弊，然则噫气不除，其为湿痰壅阻无疑。方用旋覆、代赭以降逆，半夏、生姜以去痰，人参、甘草、大枣以补虚而和中，则湿痰去而痞自消，中脘和而噫气不作矣。惟其证情相似，故方治略同，有虚气而无实热，故但用旋覆、代赭以降逆，无须泄热之芩、连也。

下后不可更行桂枝汤。若汗出而喘，无大热者，可与麻黄杏子甘草石膏汤。

伤寒未经下后，则脾实而胃濡，既下则脾虚而胃燥。桂枝汤所以发脾藏之气出肌肉而为汗者也。脾虚不能作汗，故桂枝汤为禁例，此即上节"下后气不上冲，不得与之"之说也。气上冲则为喘，前此云："太阳病，下之微喘者，表未解故也，桂枝加厚朴杏仁汤主之。"加厚朴以舒胸膈，加杏仁以宣肺气，以肺为主气之藏。喘家，为表未开而肺气郁也。此可知气上冲之可与桂枝汤，初未尝专指本方也。但喘之为病，究系麻黄本证，桂枝加厚朴杏子，犹非主治之证方。观于无汗而喘之用麻黄汤，咳而微喘之用小青龙汤，其余已可概见。表气不因下后而陷，故汗出而喘。下后胃家不实，故无大热。麻黄杏子甘草石膏汤用麻黄、杏仁开肺而通皮毛，石膏、甘草助脾而泄肌理，则表寒里热并散，喘定而热解矣。

太阳病，外证未除而数下之，遂协热而利，利下不止，心下痞硬，表里不解者，桂枝人参汤主之。

桂枝人参汤方

桂枝四两　甘草四两（炙）　白术三两　人参三两　干姜三两

上五味，以水九升，先煮四味，取五升，内桂枝，煮取三升，日再服，夜一服。

太阳病，外证未除而误下之，水气与标阳俱陷心下，则为结胸。标热独陷心下，则为气痞。下后胃虚，客气上逆，则亦为气痞。但与标阳独陷心下之痞，有濡硬之别耳。若外证未除，而数下之，水气合标热同陷，遂至利下不止。寒水之气，结于胃之上口而心下痞硬，仍见发热恶风之外证，仲师特以桂枝人参汤主之。炙草、白术、人参、干姜以温胃而祛寒，桂枝助脾以发汗，而外证及里痞俱解矣。所以后纳桂枝者，以里寒重于外证，恐过煎气薄，失其发汗功用也。所以日夜三服者，则以数下之后，阳气内陷，非一剂所能开泄也。

伤寒大下后，复发汗，心下痞，恶寒者，表未解也。不可攻痞，当先解表。表解乃可攻痞，解表宜麻黄汤，攻痞宜大黄黄连泻心汤。
（此条订正）

伤寒大下后，标阳郁陷心下，已足成痞。复发汗以伤胃液，则胃液虚而客气益逆，标阳客气并居心下，因而成痞。虚气成痞则按之濡，加以客气上逆则按之硬。若表证已解，更不虞水气之内陷，要不妨直行攻痞。惟病者恶寒，则卫气束于表寒，其脉必见浮紧，正需麻黄汤以解皮毛，俾水气悉从汗解，然后可徐图攻痞，此亦先解其表后攻其里之例也。然则本条言解表宜桂枝汤者，直传写之误也（桂枝本为解肌，恶寒则病在皮毛，不在肌肉，不可讹误）。至于痞成于大下之后，表寒不与标阳俱陷，原属大黄黄连泻心汤证，加以发汗，胃中津液益涸，而大便不行，胃中燥气上逆，则肺与心并受灼烁，故用黄芩、黄连以清心肺，大黄以除胃实，痞乃随胃实而俱消矣（心下痞按之濡条下方治无黄芩，传写脱误）。

伤寒发热，汗出不解，心中痞硬，呕吐而下利者，大柴胡汤主之。

"伤寒发热，汗出不解"者，病机已属阳明。心脏本实，虽胃系脉道所属，为营气出纳之所，但容积甚隘，心中正不当有痞，可知所谓心中痞者，特虚气为胃中实热所迫，阻遏于心之部位而不能散，故转似心中痞硬，实即后文胸中痞耳。胃中胆火上僭，故呕吐（太阳传阳明，颇欲吐，胃气逆故也）。胃中胆汁善泄，不能容留水液，故下利（此与少阴篇下利色纯青同例），此证不去阳明之燥，则痞必不除。于柴胡汤解外降逆药中，加攻下之枳实、大黄（一本无大黄），使热从下泄，即气从上解，而痞已无形消灭矣。愚按此方当用大黄，陈修园乃阿附张隐庵，以为宜用大柴胡汤之无大黄者，吾正不知其何所取义也。今更以处方大法言之，柴胡发太阳郁陷之气而使之外出，是为君。黄芩苦降，以清内热之上潜，芍药苦泄，以疏心营之瘀结，是为臣。生半夏、生姜，以去水而涤痰，大枣和中而补虚，是为佐。枳实、大黄排胃中浊热而泄之，在上之郁结自开，是为使。此则用大柴胡汤之义也。

病如桂枝证，头不痛，项不强，寸脉微浮，胸中痞硬，气上冲咽喉不得息者，此为胸有寒也，当吐之，宜瓜蒂散。

瓜蒂散方

瓜蒂一分（熬黄）　赤小豆一分（分音问）

上二味，各别捣筛为散，已合治之，取一钱匕，以香豉一合，用热汤七合，煮作稀糜，去滓，取汁和散，温顿服之。不吐者，少少加，得吐乃止。诸亡血虚家，不可与之。

桂枝证发热恶风有汗，但头不痛，项不强，可知非卫强营弱之证，非开泄肌理之汗，所能奏效，惟寸脉微浮，则病气犹属太阳。太阳之表气，内应于肺（肺主皮毛），表寒内陷胸中，则寒痰凝结而为痞硬。痰涎阻遏，阳气欲达，乃冲激于咽喉，喘促不得息。此与小青龙汤证略相似，而未尝咳吐，痰涎有欲出不得之势，故曰："胸中有寒。"有寒者，有寒痰也。寒痰阻塞胸膈，非急为之倾吐，则喘息不平，故特用瓜蒂之苦泄以涌其寒痰，香豉以散寒，赤小豆以泄湿，一吐而冲逆止矣。惟亡血家及体虚之人，则为禁例，盖恐亡血家一吐之后，引动咯血，旧疾复发。虚赢者不胜震荡，正气将益不支也。

须知吐法在《伤寒论》中，惟此一条。仲师不得已而用之，故方治后又垂戒如此。

病胁下素有痞，连在脐旁，痛引少腹，入阴筋者，此名藏结，死。(此痞由腰下斜入少腹，粗细类竹竿，约长数寸，色青而坚，痛不可忍，病者大小便不通，予向者亲见之)

此节仲师发明太阳腑气阴寒凝沍之死证，惟黄坤载谓："藏结之证，阴盛则寒，阳复则热，阴为死机，阳则生兆。"尚为近是，余说俱不可通。张隐庵注此条，牵涉三阴，纠缠不清，值盲人评黑白耳。惟解"素"字为"现在"，如《中庸》素富贵之素，则确不可易，谓骤起之急证也。胁下为少阴肾脏，肾与太阳膀胱为表里。所谓藏结者，寒结少阴之藏，与肝脾固无关也。脐之两旁为输尿管，由肾下达膀胱之道路，《内经》谓之下焦（《灵枢》云："下焦别回肠注于膀胱"）。太阳寒水下输之路，由胁下穿肾关，从脐之两旁直走少腹，下出阴筋，是为溺。太阳之气，由膀胱而上出脐旁输尿管，穿肾藏至胁下，抵中焦，出皮毛，是为汗。寒凝肾藏，则小便不通。寒结膀胱，则表汗不彻。今以肾藏暴感阴寒而痞在胁下，使膀胱阳气犹存，蒸气渐渍肾藏，表汗时出，小便时通，则脐旁之输尿管，尚不至痛引少腹而入阴筋。惟其少阴之藏，阴寒凝固，于是由脐旁输尿管走窜太阳之府，而痛入阴筋，此为太阳阳气下绝，而寒水之府与寒水之藏，直如冬令之水泽，腹坚绝无一线生机。仲师盖深明内藏关系，故特于太阳篇发明此条。窃意此证重用附、桂至一二斤，或当于十百中挽救一二。仲师可作，或不以予言为罪谪也。(俗工泥于《内经》肝小则藏安，无胁下之病，遂误认胁下之病为肝病，而不知肝胆主疏泄而性条达，三焦受气于胆而行水道，有所拂郁则失其疏泄之能而水道为之不通。可见胁下之病，为肾与三焦膀胱之病，而非肝之本病矣)。四明门人张永年向不知医，以为此证即近世所谓夹阴伤寒，病出于房后冒寒饮冷，颇为真切，因附存之，以备参考（昔在甲辰年六月，予弟振甫曾患此，宿于娼家房后饮冷所致。予用时俗验方白术三两肉桂三铢吴萸、公丁香各三铢，一服而大小便俱通。惟通后不曾以温药调理，下利二十余日方愈。按此证可用大剂四逆汤）。

伤寒，若吐若下后，七八日不解，热结在里，表里俱热，时时恶风，大渴，舌上干燥而烦，欲饮水数升者，白虎加人参汤主之。

伤寒吐下后，阴液伤耗，七八日不解，已逾一候，病气当传阳明。太阳标热结在中脘，而表热依然不解，此为太阳阳明合病。时时恶风者，表热甚而皮毛开泄，外风乘之而不能受也，此为太阳未解之明证。大渴，舌上干燥而烦，欲饮水数升者，中脘之阳热，因津液少而益炽，此为病传阳明之明证。惟仲师主以人参白虎汤，有似专治里热而不关太阳者，不知石膏之质中含硫养，凉而能散，有透表解肌之力。外感有实热者用之，近人张锡纯之言可信也。但石膏性本微寒，欲彻表里之热者，最少亦需鸡子大一枚，否则无济，若煅而用之，则尤为谬妄（《伤寒》、《金匮》用石膏方治并属生用，多至鸡子大小六枚，甚有用至二十四枚至半斤者，非以其微寒力薄乎！惟漆匠胶入殓后之棺盖则用煅石膏，取其凝固收涩也。然则白虎汤所以彻表里之热者，取其清凉透肌乎！抑取其凝固收涩乎！此又不辨自明也。更以豆腐验之，投煅石膏于煮沸之豆浆，则凝而成腐矣）。去其清凉透肌之性，一变为凝固收涩之败质，致胸膈间热痰，结而成痞，吾不知其何以谢病家也。盖白虎汤方治，要为偏于阳热而设，且以吐下伤津液之后，始用人参，故同为太阳阳明合病。太阳表病重于里热者，则宜桂枝加葛根汤，阳明里热重于太阳者，则宜白虎加人参汤。夫各有所当也。

伤寒，无大热，口燥渴，心烦，背微恶寒者，白虎加人参汤主之。

伤寒无大热，胃家未实，潮热不甚可知。口燥渴心烦，则阳明里热而兼液亏之证。背微恶寒，则太阳未罢之兼证也。惟其里热甚而表寒微，故清里即所以透表，更无须解肌之桂枝。此与上一条略相似而微有不同，盖津液有因吐下而虚者，有不待吐下而津液本虚者，治法固然不同也。

伤寒脉浮，发热，无汗，其表不解，不可与白虎汤。渴欲饮水，无表证者，白虎加人参汤主之。

脉浮为太阳肌表证，伤寒、中风之所同也。若发热无汗，其表不解，直可决为太阳伤寒矣。此时急以麻黄汤发汗，剂量太轻，犹恐不逮。温散肌理之桂枝汤，且在禁例，而况辛凉透肌之白虎汤乎。一经误用，不惟遏寒邪外出之路，抑且表里俱寒，此其所以不可与也。故惟渴欲饮水，无表证者，乃可与人参白虎汤。所以然者，为其热郁于胃，使得从所主之肌理而外泄也。独怪近人动称清凉解表，乌知夫表不解者，原不可以轻用凉剂乎。

太阳少阳并病，心下硬，颈项强而眩者，当刺大椎、肺俞、肝俞，慎勿下之。

此节大旨，于上不可发汗条论之已详。仲师盖惟恐人误认不可汗为可下，特为郑重申言之。盖太阳寒水将尽，则胃中燥而胆火上逆，心上之硬，实由于此。颈项为太阳经脉络脑还出别下项之处，太阳之气不濡，故强。太阳标阳挟胆火上熏于脑，故眩。仲师立法，因泻大椎第一间之大杼，泻三椎之肺俞，借水之上源，柔经脉而濡中脘。泻第九椎之肝俞，资肝液以涵胆火，于是浮阳息而诸恙可愈矣。若误以为阳明实热而妄下之，其能免于小便不利直视失溲之变乎？

太阳与少阳合病，自下利者，与黄芩汤。若呕者，黄芩加半夏生姜汤方主之。

黄芩汤方

黄芩三两　甘草、芍药各二两　大枣十二枚

上四味，以水一斗，煮取三升，去滓，温服一升，日再夜一服。

黄芩加半夏生姜汤方

于前方加半夏半升　生姜三两

太阳寒水，合手少阳三焦，下从少阴寒水之藏，输泄入太阳之府。寒水混合脾藏之湿至中下焦，水道不通而溢入大肠，则为自利，此太阳之病合于手少阳者也。太阳标热，并水气内陷，胃底胆汁而与之相抗，则为呕逆，此太阳之病合于足少阳者也。盖太阳水气，因少阳阳气不足，内陷即入太阴，太阴之湿，受化于少阳，阳气外出，即仍系太阳。按太阳标热与水气同陷心下，则为结胸。标热独陷心下，则为气痞。二证皆不下利者，一因水气为标热所吸，一则阳热独陷，并无水气故也。要惟寒水偏胜，离标阳而下趋，乃有自利之证，此时不疏脾藏之郁而补其虚，则利将不止。不抑在上之标阳，使与里寒相协，必不能载水气而俱升。黄芩汤方治，黄芩苦降以抑标阳，芍药苦泄以疏营郁，甘草、大枣甘平以补脾胃，则中气健运而自利可止。不用四逆、理中以祛寒，不用五苓以利水，此不治利而精于治利者也。寒水不足，胃燥而胆火上逆，是为心下硬。寒水内薄，胃中胆汁不能相容，是为呕。呕者，水气内陷与下利同。脾胃不和亦与下利同。其不同者，特上逆与下泄耳。

故仲师特于前方加半夏、生姜，为之平胃而降逆。盖小半夏汤，在《金匮》原为呕逆主方，合黄芩以清胆火，甘草、大枣以和胃，芍药以达郁，而呕将自定。抑仲师之言曰："更纳半夏以去其水。"此以去水止呕者也。

伤寒，胸中有热，胃中有邪气，腹中痛，欲呕吐者，黄连汤主之。

黄连汤方

黄连、甘草、干姜、桂枝各三两　人参三两　半夏半升　大枣十二枚

上七味，以水一斗，煮取六升，去滓，温服一升，日三，夜三服。

此节历来注家，惟黄坤载以胃中有邪气认为肝胆之病，以欲呕吐为胆邪乘胃，以腹中痛为肝邪乘脾。按之病情，颇为近似。但彼犹泥于五行生克，而真相尚有未明。盖胃中原有肝胆余液，以消融水谷。胸中有热，则肺阴失降而化为湿痰，水之上源不清，湿痰入胃，胃中胆汁不受，因病呕逆。可见胸中有热，所以欲呕吐者，胆火之抗拒湿痰为之也。胃中肝液，原以济消谷之用，其气彻上彻下，足以调达其抑塞，是故中有所拂郁。气之由胃上出于口者为嗳，由胃下出大肠为转矢气，中脘之胀懑乃舒，凡此皆肝液之疏达为之。若湿痰阻于上膈，气机乃不能宣达，而反郁于中脘，而下及腹部，可见胃中邪气，为脾阳不振，肝藏抑塞所致。肝乘脾藏之虚，故腹中痛也。黄连汤方治，用黄连以止呕，必用干姜、半夏以涤痰者，呕因于痰也。甘草、人参、大枣以扶脾而缓痛，必用桂枝以达郁者，痛因于郁也。此黄芩汤之大旨也。然则仲师此条，何以不列于太阴少阳二篇而列入太阳，曰："此病源出于太阳也。"标热内陷，胸中水气，蒸为湿痰，而肝胆始郁。肝胆与胃同部，余液皆入于胃，故病发于胃，皆不过相因而致病。黄坤载移此条于太阴篇中，亦只见其不达耳。

伤寒八九日，风湿相搏，身体疼烦，不能自转侧，不呕，脉浮虚而涩者，桂枝附子汤主之。若其人大便硬，小便自利者，去桂枝加白术汤主之。

桂枝附子汤方

桂枝四两　附子三枚（炮）　大枣十二枚　生姜三两　甘草二两

上五味，以水六升，煮取二升，去滓，分温二服。

桂枝附子加白术汤方

白术_{四两}　甘草_{二两}　附子_{三枚（炮）}　生姜_{三两}　大枣_{十二枚}

上五味，以水七升，煮取三升，去滓，分温三服。初服其人身如痹，半日许，复服之，三服尽。其人如冒状，勿怪，此以附子、术并走皮肉，逐水气未得除，故使之尔。法当加桂四两，此本方二法也。（一法去桂加术；一法加术更加桂四两）

伤寒八九日，已过一候，或病从表解，或传阳明，其常也。若表汗不彻，水气留着肌肉而为湿。风乘皮毛之虚，入犯肌肉而凝闭其腠理，则有风湿相抟之变。寒湿伤其肌肉而腠理不通，故身疼。风湿困于外，血热抗于内，故身烦。凡人以阳气通彻为生机，阴寒凝沍为死兆。无病之人身轻者，为其近阳也。垂死之人身重者，为其无阳也。风湿相抟，至于不能自转侧，身之无阳而重可知矣。是故不呕不渴，外既不达少阳之阳枢，内更不得阳明之燥化，其证为独阴无阳，脉必浮虚而涩，不惟不见邪正交争之浮紧，并不见邪正并居之浮缓，为其正气衰也。病情至此，非重用透发肌理之桂枝，不足以疏外风，非重用善走之附子，不足以行里湿（或谓桂枝四两，每两当今一钱六分，不过一两零四分，然附子三枚，至小每枚八钱，亦得二两四钱，此证里湿固重，外风亦复不轻，似当以经方原定为正）。外加生姜、甘草、大枣以扶脾而畅中，使之由里达表，而风湿解矣。顾同为风湿相抟之证，惟大便坚小便自利者，最难辨识。合之身体疼烦不能自转侧，似当在先解其表后攻其里之例。但寒湿留着肌肉，外风束之，既非若伤寒中风之始病，发表解肌，可一汗而见功。设汗之而不得汗而妄行攻下，湿邪且乘虚以下利不止而死。究其所以大便坚小便自利者，与阳明实证正自有别。阳明证小溲当赤，此则独清，一也。外无潮热，二也。不谵语，三也。脉不见实大而滑，四也。不渴饮，五也。阙上不痛，右膝下经络，不牵髀肉而痛，六也。痛在周身肌肉，而中脘未尝拒按，七也。有此七端，则此证不当攻下明矣。然则大便之所以坚者可知矣，湿困脾藏，则脾阳停而胃纳沮，水谷既失运输之路，则肠中谷气愈少，而日渐干涸。反胃证，粪如羊矢者，实与此同。加以太阳寒水，以表气不通，独有下行之路，正如潦水赴谷，一去不还。不似发汗太过，阳气行于肌表，津液自外而内，尚得还入胃中也。白术附子汤用白术四两，取其化燥以祛肌表之湿，用附子三枚，取其善走以收逐湿之功，仍用甘草、生姜、大枣以助脾阳，使得从皮中而运行于肌表。一服觉身痹者，附子使人麻也。半日许再服者，惧正气之不支也。三服后其人如冒状者，阳气欲达而不得也。故必于加术外更加桂四两，然后阳气逆肌表而出，寒湿得从汗解，表阳既通，脾气自畅，新谷既入，陈气自除，大便之坚，正不需治耳。

风湿相抟，骨节疼烦掣痛，不得屈伸，近之则痛剧，汗出短气，小便不利，恶风不欲去衣，或身微肿者，甘草附子汤主之。

甘草附子汤方

甘草、白术各二两　桂枝四两　附子二枚（炮）

上四味，以水七升，煮取三升，去滓，温服一升，日三。初服得微汗则解，能食，汗止复烦者，服五合。

风湿一证，起于皮毛，失治则入肌理。肌理失治，则流关节。关节失治，则久成历节。故风湿之始病，起于中风，故第一方治，即用中风之桂枝汤去芍药而加附子，所以加附子者，以其善走，停蓄不流之湿，得附子阳热之气，将挟之而俱动也。过此则由肌肉湿痹，脾胃之外主肌肉者，亦以阳气不通，日见停顿，脾不升清，胃不降浊，以致大便日坚（不动则津液日消，若阴干者然，譬之沟渠不流，则腐秽积也）。故第二方用中风之桂枝汤，于原方去芍药外，去桂枝加附子、白术，以补中而逐水，使中气得温而运行，则大便之坚者易去，湿之渍于肌理者，亦得从汗外解。其有不得汗而见郁冒者，则以营气太弱，不能与卫气并达皮毛之故，于是更加桂以济之。失此不治，乃由肌肉流入关节，于是有"骨节疼烦掣痛，不得屈伸，近之则痛剧"之证。风中于表，故汗出（此即中风有汗之例）。湿阻于里，故短气（历节之短气视此）。水湿不入肠胃，则肠胃涸而小便自利。水湿混入肠胃，则肠胃滋而小便不利。不利者，湿邪壅成垢腻，若秽浊之水，积于汗下者，然有停蓄而无旁流也。恶风不欲去衣者，风胜于表也。或身微肿者，湿胜则肿也。故风湿第三方，用中风之桂枝汤，去芍药、姜、枣而加术、附，使在里之湿，悉从腠理外泄，而病已解矣。此证病笃于前，而愈病则易于前。所以然者，以其证情偏胜于表，不比身烦痛而重、小便自利者，如流寇之散而不聚，未易一鼓成擒也。要知湿为独阴无阳之类，凝涩而不动，一如懒惰之人，未易驱使，非重用善走之附子，必不能挟其所必不动者而动之。失此不治，则寖成历节矣。历节之疼痛如掣，汗出短气，不可屈伸，并与风湿同，故桂枝芍药知母汤，即本甘草附子汤而增益之。以不得屈伸，为积久成痹，异于湿之暴病，而加芍药（芍药甘草汤治脚挛急同此例），即以通营血之痹。以毛孔之痹闭而加麻黄，即以开卫阳之痹。以外风不去而加防风。以胸中有热，温温欲吐而加知母。以胃中有寒而加生姜。要其立方本旨，实亦从桂枝汤加减，而以术附尽逐湿之能事，盖病虽久暂不同，而其病源则一也。

伤寒脉浮滑，此表有寒，里有热，白虎汤主之。（此条订正）

脉浮为表邪未尽，滑则为湿与热，以证情准之，当云："表有寒，里有热。"本条言表有热里有寒，则传写之误也。惟白虎汤方治，里热甚于表寒者宜之。若表寒甚而里热微者，要以越婢及大青龙、麻杏石甘诸方为主，石膏、知母不当妄用，此即"发热无汗，其表不解，不可与白虎汤"之例也。若夫表寒垂尽，里热已炽，乃能用清凉透肌之石膏，驱里热由肌出表，其病遂解。此正"燥渴，心烦，背微恶寒，白虎加人参汤主之"之例也。予向者疑"里有寒"为衍文，犹为未达一间（又按：表有微热，里有实寒为四逆汤证，与白虎正相反，详《少阴》、《厥阴篇》）。

伤寒，脉结代，心动悸，炙甘草汤主之。

炙甘草汤方

甘草四两　桂枝、生姜各三两　人参、阿胶各二两　大枣三十枚　麻仁、麦冬各半斤　生地黄一斤

上九味，以清酒七升，水八升，先煮八味，取三升，去滓，内胶，烊消尽，温服一升，日三。又名复脉汤。

此久病血虚者，心阳不振之病也。夫血统于脾，而出于胃中之水谷。胃虚则无以济生血之源，生血之源不继，则营气不足。脉见结代者，心阳不振，而脉中之血黏滞不得畅行也。故炙甘草汤，用炙草、生姜、人参、大枣和胃以助生血之源，麦冬润肺以溉心藏之燥，阿胶、生地黄以补血，桂枝以达心阳，麻仁润大肠，引中脘燥气下行，不复熏灼心藏，与麦冬为一表一里，和胃养血，则脉之结代舒。润肺与大肠，而心之动悸安。更加桂枝以扶心阳，而脉之失调者顺矣。此证或缘于久病，或得之病后，往往不能起坐，坐则头汗出，或三至一代，或五六至一代，大便累日不行。予于己巳四月二十一日，

治古拔路叶氏女孩亲见之。盖阴伤于内，阳气外浮，阳气浮而阴液不与俱升，故脉见结代。心动悸者，心营虚而上不受肺阴之溉，下更受肠燥之逼，以致此也。三月中，章次公亦遇此证，惟大便溏泄为特异，用原方去麻仁，一剂后病良已。但当其定方之时，乡人某见而笑之，以为古方必不可治今病。夫古人治伤寒杂证之方，不可以治今日之广疮、麻风、中蛊，是已，以为不可治今日之伤寒杂证，有是理乎。敬告同人，幸弗与乡愚一辙，同类而共笑也（结代之脉，向者于姚建律师见之，用本方三五剂而结脉除，又于引线弄陆勋伯见之，陆方下利甚剧，乃用本方合附子理中大剂，五日而结脉止，利亦寻愈）。

按脉之来缓，时一止，复来者，名曰结。又脉来动而中止，更来小数，中有还者，反动，名曰结，阳也。脉来动而中止，不能自还，因而复动者，名曰代，阴也，得此脉者，必难治。（此条订正）

此承上节申言结代之脉也，然必先明结代之义，然后可与明仲师之言。结者，如抽长绳，忽遇绳之有结处，则梗塞而不条。代，犹代谢，譬之水中浮沤，一沤方灭，一沤才起，雨后檐溜，一滴既坠，一滴悬空，离而不相续也。盖气未脱而停顿者，曰结。气中绝而更至者，曰代。心寄肺藏之中，资脾胃中气而生血液。胃中燥实，脾阳内停，则阳热上薄肺藏，而肺藏亦燥。上下俱燥，则心营不濡，脉道因而不调。本藏发为动悸，脉之来缓，至于时一止复来，譬之逐队偕行，中途忽有阻碍，而权时落后，此非不相续也，阻碍者为之也。脉来动而中止，更来小数，中有还者反动，譬之潮入断港，为淤泥所折，及越之而过，其来倍捷，而其力较猛，此非不相续也，有折之者也。此二脉皆名曰结，故得此脉者，务清阳明之燥，以滋生血之源，而脉之结者调矣。若夫动而中止，不能自还，因而复动，正如孤云远逝，流水不归，卒然继至者，其气实不相续，故名之曰代。代者，甲去而乙承之也。夫气结复续是为生阳，气出不续是为死阴，然则结当为阳，代实为阴，名曰结下"阴也"二字，实为传写之误。得此脉者必难治，乃专指代脉言之，非统指结脉言之也。

阳 明 篇

问曰："病有太阳阳明，有正阳阳明，有少阳阳明，何谓也？"答曰："太阳阳明者，脾约是也。正阳阳明者，胃家实是也。少阳阳明者，发汗利小便已，胃中燥实，大便难是也。"

不识三阳之名义，不可与知病。不识三阳之病情，不足与论治。恽铁樵以最外一层释太阳，予常非笑之。夫太阳为最外一层，岂太阴为最里一层乎。脾为统血之藏，外主肌肉及四肢，而部分亦主腹，以腹为最里，似矣。然肌肉四肢，并为血脉经络所系，恐不得概以最里名之，无怪自阳明以下，其名义俱不可通矣。盖太者，太初、太始之谓。阳则以发热言之。太阳之病，风寒袭于表，血液之温度抗于里，血热战胜，始发表热，故名太阳。犹太阴之病，寒湿由表内陷，血液之温度，不能外抗而转少阳，血分不充，始生里寒，故名太阴也。何谓阳明，明之言盛也。太阳表气不由汗竭，则肠胃不燥，当是时，表热虽发，犹为未盛也，及肺藏之卫气，脾藏之营气，悉化为汗，胃中始病燥实，表热与里热一气，而热乃炽矣，故知阳明者，实壮热之变文，亦犹厥阴因手足厥冷而名为厥阴也。少阳者，寒热往来，虽病从燥化，热尚有时而解，其热固未甚也。从太阳水气则寒，从阳明燥气则热，不似阳明之独阳无阴，此正如少阴之阴盛则宜四逆，阳复则宜承气，不类厥阴之独阴无阳也，故名少阳。三阳之名义既悉，病之异同，乃可得而辨焉。太阳阳明所以为脾约者，太阳部分，外则为表，内则为肌。脾主肌肉，肌腠汗泄太过，则脾气不濡而约，脾气不濡，则润泽不及于下而肠胃燥，此其所以为太阳阳明也。胃中阳热直透肌肉，潮热日发，则胃中益燥，而胃家始实，此其所以为正阳阳明也。少阳之府，为胆为三焦，三焦水道，外散为汗，下行为溺，发汗利小便，伤其胃与大小肠之液，胃中消食之胆汁以涸而增益燥烦，于是燥屎结而大便难矣，此其所以为少阳阳明也。

阳明之为病，胃家实是也。

正阳阳明为胃家实，前条已详言之。盖寒沍于表，风袭于肌，则脾阳顿滞而不能食。新食不进，宿食不去，加以潮热日作，胃中之液，悉为潮热所夺，遂成燥屎。由是舌苔黄燥，大渴饮冷，中脘痛而拒按，阙上痛（《内经》以阙上属喉间病，此以气色言之也。若阳明燥气随经上入于脑，则阙上必痛，此予门人王慎轩亲验之），右髀有筋牵掣右膝外廉痛（此为予亲验得之），皆胃家实之明证也。

问曰："何缘得阳明病？"答曰："太阳病，若发汗，若下，若利小便，此亡津液，胃中干燥，因转属阳明。不更衣，内实，大便难者，此名阳明也。"

太阳病之传阳明，厥有三因，曰发汗，曰下，曰利小便。夫发汗则肌表病气当从汗去，不当反因汗而剧。或其人阴液本亏，不胜劫夺，或其人阳气本盛，易于化燥，则胃中津液衰耗于汗后，渴饮而转阳明，亦或于一汗之后，潮热不已而转阳明，此因汗而传者也。太阳下证极少，设不当下而下，标阳本寒同陷心下，则为结胸，或标阳独陷，或表寒独陷，则为痞。甚或卫分阳气先伤于汗，营分阴气继伤于下，而心下所结，独存无气之湿痰。间亦有下利不止者，惟下后潮热为实，故有先用丸药下之，至自利后而仍宜大柴胡汤者。过经谵语为热，为内实，故又有先用丸药下之，至自利后而仍宜调胃承气汤者。此本在当下之例，以下非其法而病气仍留阳明者也。三焦水道，与太阳相出入，随阳上升则为汗，水寒下降则为溺。惟上出者有时复降，下行者不能自还，故有"汗后胃中燥竭，津液当还入胃中""汗后液少，不得小便，得小便利必自愈"，此汗后津液当还之明证也。若利小便太过，虽膀胱之水易去，身之发黄易消，而津液既涸，胃必因燥增热，宿食不下，小肠大肠无所冲激，大便格而不下，此因利小便而转阳明者也。此太阳转属阳明，所以不离乎三因也。

　　问曰："阳明病外证云何?"答曰："身热，汗自出，不恶寒，反恶热也。"

　　予前既言阳之为热，明之为盛矣。此节仲师答词，固即当解阳明为热盛之确据。身热与太阳之标热同，身热而汗自出，如逢炎暑，如近炽炭，则与太阳之标热异。人非肠胃中有实热，虽当暑令遇冰及井水，毛发为之凛然，无他，心有所畏忌也。至遇之辄喜，绝然无所违忤，甚至好风雨而畏晴日，饮寒泉而拒沸汤，则身中阳热，无可复加矣。盖必如是，乃谓之阳明矣。

　　问曰："病有得之一日，不发热而恶寒者，何也?"答曰："虽得之一日，恶寒将自罢，即自汗出而恶热也。"问曰："恶寒何故自罢?"答曰："始虽恶寒，二日自止，此为阳明病也。"（此条订正）

　　此二节，申《内经》"一日太阳，二日阳明"之义。篇中一日二日，皆以一候言之，谓七日也。太阳伤寒，本无热而恶寒，既而血热与外邪相拒，血热渐胜，因而发热，发热不已，因而汗出，夺其胃液，胃中燥实，因而恶热。二日恶寒自止者，言七日以上当传阳明也。按此二节，意味不深，合太阳篇"二三日阳明少阳证不见者为不传也"观之。理解方为充足。不然，太阳之病，原自有从汗解后不更传阳明者，何所见病至两候恶寒自止，而必传阳明乎。至如"阳明居中"三语，既与所问不符，又与下答词不接，即非后人伪讹，亦必他节脱文，于辨证无甚关系，当删剃之，知我罪我，听之而已。

　　本太阳病，初得时发其汗，汗先出不彻，因转属阳明也。伤寒，发热，无汗，呕不能食，而反汗出濈濈然者，是转属阳明也。

　　此节为不敢用麻桂者痛下针砭，以见畏葸太甚者之必遗后患也。予遇恶寒甚者，轻者二三钱，重者四五钱，甚或一剂不愈，连服二剂者，一年中类此者常百数十证，迄未见亡阳之变。盖发汗必期透畅，然后肺与皮毛，乃不至留郁恋余邪，若汗出不彻，时时发热，久乃有汗不解，津液日损，因而转属阳明。且其证呕不能食，与寒邪初犯太阳者同，发热亦同，惟汗出濈濈然者为独异，知邪传阳明之必有潮热矣，予尝由仲师所未言推阐之。伤寒心下有水气，则为干呕。寒郁肌表，脾阳内停，则不能食。若病传阳明，则下燥上湿，津液被胃热蒸迫，悉化痰涎。胃热与湿邪抗拒，因而病呕。不能食者，胃中本有宿食，胃液因汗而耗，燥结不复下行，胃中壅阻，因不能食。由此观之，呕不能食同，所以呕不能食者异也。太阳标热虽盛，常欲拥被而卧，至一传阳明，则不欲近衣，发热同，而所以发热者异也。此条不过示初学以同中求异之法，使不误于疑似耳，若不于病理求之，则大谬矣。

伤寒二日，阳明脉大。（此条订正）

此亦申《内经》"阳明受之"之义也。二日即七日以上，与上节恶寒二日自止同例。此云三日，传写之误耳（此与上二日自止同，故知"三"字为"二"字之伪）。脉为血管中含有动气者，里寒则见缩，故少阴寒证，脉见微细。里热，则扩张，故证传阳明，脉见洪大。不独在足之跌阳、喉旁之人迎见大，即手太阴六部之脉亦大，计其时日，皆当在七日以上。虽然此亦指冬令伤寒言之耳，若春日皮毛渐开，传热较易，则为日亦少，至于夏秋间温病，更有"朝见太阳而日中即传阳明"者，尤不可以常例论之。自来注家，不明一日之为七日以上，反谓《内经》传经期日为不足据，张隐庵又强为之说，以为正气相传而不关病气。夫正气之不受病者，一日之中，何经不达，不知何者为传，皆梦呓也。

伤寒脉浮而缓，手足自温者，是谓系在太阴。太阴者，身当发黄，若小便自利者，不能发黄。至七八日大便硬者，为阳明病也。
伤寒转系阳明者，其人濈然微汗出也。

太阳表解未彻，留着肌理，即见浮缓。浮为风，缓属足太阴脾，此与中风之证脉见浮缓正同。手足自温，即"发热，有汗，恶风"之证也。肌肉内应于脾，故曰系在太阴。风与湿交阻于肌理，则身当发黄。《金匮》云："湿家身色如熏黄。"是其明证。惟小便自利，则湿从下泄，故不能发黄。按《内经》阳明标阳而本热，标阳者即太阳之标热，本热者乃胃底之胆汁。胆汁不能容涓滴之水，惟赖肝液以濡之，若汗泄太过，胃乃生燥。然阳明中气实为太阴，阳明不从标本而从中气，中气化燥，则大便硬而转属阳明，不化燥则脾家实而腐秽当去，故此条亦见太阴篇中，但转系阳明，亦必待濈然汗出，否则七八日当传阳明之期，不惟大便不硬，抑且暴烦下利而见太阴湿证。惟此下利与汗出同，一泄之后，即无余病，故虽日十余行而必止也。

阳明中风，口苦咽干，腹满微喘，发热，恶寒，脉浮而紧，若下之，则小便难也。（此条订正）

此节上下两"腹满"字，必有一衍文。玩"则腹满"，"则"字之义，似腹满见于误下之后，未下时不应腹满。然非腹满，医者何因而误下，此必后之"腹满"字当衍也。所以为阳明中风者，太阳初转阳明，必有潮热。邪风闭遏皮毛，肺气不舒，因而微喘。肌表同病，故发热恶寒。湿热不从汗解，流入太阴部分，因而腹满。阳明燥热，迫胃中胆汁上抗，因而口苦咽干。皮毛不开，故脉浮紧。若以腹满之故，疑为阳明内实，妄行攻下，水液一下而尽，小便遂难。况湿邪黏腻渗入膀胱，尤难疏泄，盖此证宜桂枝麻黄各半汤，或大青龙汤之表里双解，俾风湿由汗而解，设中脘不运，更为斟酌下法以去内实，此亦先解其表后攻其里之意也。

阳明病，若能食，名中风。不能食，名中寒。

阳明之为病，以潮热为验。潮热若汗出而肌表虚，风固能中之，寒亦能中之。但风气散，散则脾阳不受阻遏，胃中能磨水谷，所以能食者，胃中暖故也。寒气凝，凝则脾阳内停，胃底肝胆之液不能消谷及水，所以不能食者，胃中冷故也。张隐庵注中寒之中读平声，谓阳明中见之气虚寒，殊不必。

阳明病，若中寒者，不能食，小便不利，手足濈然汗出，此欲作固瘕，必大便初硬后溏。所以然者，以胃中冷，水谷不别故也。

阳明者，热盛之变文。至于中寒，则外阳而内阴，表热而里湿，阴寒凝沍则机发内停。不能食者，脾不引、胃不磨也。寒湿下注，则水道腐秽。小便不利者，上污浊下黏滞也。寒湿在里，逼浮阳而外泄，故手足濈然汗出。濈然者，微出沾渍而不挟蒸气也。寒湿渗入肠胃，由脐下痛引少腹，因作固瘕。固瘕，即俗白痢，黏腻凝结如胶痰状。设令外见潮热渴饮，阙上痛，夜不安寐，不大便诸证，亦当以大承气汤下之。然所下之物，有时初不见粪，但见黏腻之白物，甚有下至二三次而始见粪者，予尝治四明胡姓亲见之。若但见腹痛下重而时出白物一滴，直四逆汤证耳。但以上二证，皆已成固瘕之候，若欲作固瘕而未成者，大便必初硬后溏。大肠禀阳明之燥，中脘受太阴之湿。设攻其下燥，中脘之湿必且随之俱下。不急温之，恐寖成寒湿下利矣。

阳明病，初欲食，小便反不利，大便自调，其人骨节痛，翕翕如有热状，奄然发热，濈然汗出而解者，此水不胜谷气，与汗共并，脉紧则愈。

阳明病，初欲饮，既非胃中水谷不别，断无黏腻之湿邪渗入膀胱，则小便当利，大便当燥。其人骨节反痛，此风湿相抟之证也。夫湿痹之证，关节疼烦而痛，小便不利，大便反快者，则但当利其小便。若风湿相抟，骨节疼烦掣痛，不得屈伸，近之则痛剧，汗出短气，小便不利，恶风不欲去衣者，则当用甘草附子汤以发其微汗。小便不利，大便反快者，湿越于下，故宜从膀胱以泄之。同一小便不利而湿流于关节，故宜从腠理以泄之。此证"小便不利，大便自调，骨节痛"与"小便不利，大便反快"之证略相似。然则仲师何不言当利小便？曰："此可以片言而决也。'反快'云者，水湿有直趋下游之势。'自调'，不过润下而已，非有暴迫下注之状也。"水气不下陷，其势犹能外泄，故当有热状翕翕外浮，奄忽之间，发热汗出而解者。但仲师所谓"此水不胜谷气，与汗共并，脉紧则愈"三言，向来注家，多未了解，不得不略为分析。盖水气属卫，行脉外而达皮毛。谷气属营，行脉中而发腠理。营气胜于卫气，则脾阳内动，汗当由肌出表。营气胜故内外相持而脉紧，此正如太阳病之脉浮紧，营气方盛，病邪在表，不难一汗而愈也。

阳明病，欲解时，从申至戌上。

日昃而阳衰，阴气乘之。地中水气为天阳蒸迫，阳盛之时，不能升越，必待阳衰而始见。观夏令暑雨，多在日斜之候，即晴日村落雾霭之气，亦多在傍晚，此可见申至戌上，乃太阴湿土当旺之时。张隐庵以为阳明所主，此真为古人所愚。殆不啻桃梗土偶之冥顽不灵矣。盖热盛之证，遇阴气而始解，故阳明欲解时，从申至戌上。其有热发于申至戌上者，皆太阴病也。《金匮》云："病者一身尽痛，发热，日晡所剧者，此名风湿。"是为明证，或言"日晡所"本篇两见，一为"吐下后，五六日至十余日，不大便，日晡所发潮热。"一为"病人烦热，汗出则解，又如疟状，日晡所发热者，属阳明。"似申至戌上，实为阳明主气。不知阳明热证，得日晡所阴气当解，而反剧者，自非"本有寒湿，得微阴而增重"，必"肠胃燥实，而反抗之力强也"。然则阳明主气，其在巳至未上乎（大凡阳明证，日中必剧，其反见形寒者，并宜温药）。历来注家，泥于干支生克，而不明天人相感之理，故特表而出之（夏令稻叶上露，日未暝而已成珠颗，远望之如烟气上腾，此亦阳降阴升之证也）。

阳明病，不能食，攻其热，必哕。所以然者，胃中虚冷故也。
（此条订正）

阳明胃府，受病于寒湿，以致脾胃不磨，水谷不化。此时阴盛则病进，而为"寒湿下利"之四逆证。阳回则病退，而为"潮热、便溏、胸胁满"之小柴胡证。若以汗出热重而漫投白虎或葛根芩连以攻其热，则胃中微阳，为阴寒所锢，必且格拒上出，遂病呃逆。盖不能食者，胃中本自虚冷，今更迫之以寒药故也。夫胃中虚冷者，饮水犹病呃逆，岂能更容寒药，若得此证，非用大剂四逆、理中合吴茱萸汤，以驱寒而止呃，致胃中寒湿宿垢下陷太阴，甚或一转而成腹满加哕之死证，此其不可不慎也。以其人本虚二句，似属编纂者注文，当删去之。

阳明病，脉迟，食难用饱，饱则微烦，头眩，必小便难，此欲作谷疸。虽下之，腹满如故。所以然者，脉迟故也。

胃底肝胆之液，并能消谷。若胃中虚寒，肝胆之液不足，则其脉必迟。迟者，虚寒之脉也。太阳篇云："脉数者当消谷。"为其禀肝胆之气也。夫数为客热，尚然不能消谷，何况乎迟。以故食难过饱，饱即气壅湿聚而生内热，气逆于上，则为头眩。湿壅于下，则小便难。此寒热不食，食即头眩，心胸不安，所以久久发为谷疸也。加以小便既难，其腹必满，此证非去其寒而行其湿，虽下以茵陈蒿汤，其腹满当然不减。窃意当于茵陈蒿汤内重加生术、生附以行之。所以然者，则以胃虚脉迟，中阳不运，非如胃实之谷疸，脉见滑大者，可以一下而即愈也（此条并见《金匮》，予亡友丁甘仁遇此证每用茵陈蒿汤加附子，曾于治金子久病见之）。

阳明病，法多汗，反无汗，其身如虫行皮中状者，此久虚故也。

病至热盛，迫胃中津液由肌理外泄，法当多汗，故阳明为病，常以潮热为外候，而反无汗者，里虚故也。无汗而如虫行于皮中，汗欲出而不得者，里虚而表亦虚也（风湿证服防己黄芪汤亦然，表虚故汗不易出也）。盖阳明多气多血者，皆由水谷入胃蒸化，血多则汗自出，虚则分肉不热，卫阳不达，故汗欲出而不得，如虫行皮中也。此证宜于防己黄芪汤中略加麻黄，使汗从皮中外泄则愈。

阳明病，反无汗，而小便利，二三日呕而咳，手足厥者，必苦头痛。若不咳不呕手足不厥者，头不痛。

阳明病，但头眩，不恶寒，故能食而咳，其人咽必痛。若不咳者，咽不痛。

阳明胃府含厥阴肝液、少阳胆液，以为消融水谷之助，此说发于近代西医。然仲师《伤寒》、《金匮》中，往往含有此意，惜注家未有发明耳。夫阳明之病，反无汗而小便利，则湿消于下而热郁于胃（肝与胃同部）。胃中有热，则肝阴伤而胆火盛，肝阴伤则手足厥，胆火盛则上逆而病呕与咳。胆火上逆，窜于脑部，则病头痛，此柴胡龙骨牡蛎汤证也（俗名肝阳头痛）。盖厥而呕者，火上逆则为头痛，火下行，则便脓血，其证异，其理同也。若但头眩不恶寒，为胃中有热而胆火独盛，胆汁能消水谷，故无水谷不别之变而知饥能食。胆火上逆冲激肺部，故其人咽痛，但欲清炎上之火，必当引热下行，此大黄黄连黄芩汤证也（俗名木火刑金）。若失时不治，则其喉必痹（俗名喉痛）。否则亦必待便脓血而后愈（厥阴篇"咽中痛者，其喉为痹，便脓血者，其喉不痹"）。所以然者，阳明热甚则肝阴伤，肝为藏血之藏，肝虚于上，而脓血便于下，所谓"铜山西崩，洛钟东应"也。

阳明病，无汗，小便不利，心中懊恼者，身必发黄。

阳明病，被火，额上微汗出而小便不利者，必发黄。

发黄有数证，一为发汗太过，劫血液外泄皮中，隐隐见黄色。一为风湿内阻，身如熏黄。一为阳明之燥已成，太阴之湿未化，而为湿热内实之发黄。一为胆汁外溢，郁于皮里膜外，而成阳热无实之发黄。若汗不外泄，小便不利者，则为水郁之发黄，即因火熏而额上微汗，而余证依然不减，其为水郁之发黄如故也。夫注凉水于杯中，虽累月而莹洁如故，易之以沸汤，数日已变黄色矣。所以然者，为其曾受阳热蒸化也。是故发热之人，小便必黄。湿郁于表，身疼发热，其面亦黄。今太阳水气，既不能外泄于皮毛，又不能下出于肾膀，复为阳明之热上下交迫，则水湿之变为黄色者，留着于皮毛之内，而一身发黄。但表里不通，阳明胃热郁结心下，而心中为之懊憹。得此证者，惟栀子豉汤足以清里而达表。若不解，则宜栀子厚朴枳实汤，使热从下泄而黄自退。要未可以发汗利小便之治治之也。

　　阳明病，脉浮而紧者，必潮热，发作有时，但浮者，必盗汗出。

　　此节以近似之脉，示人以虚实之辨也。阳明之脉，滑大为正，而浮紧者少。滑大而实者为正，但浮者则尤少。此太阳阳明合病之脉证也。夫寒邪初犯太阳，则其脉浮紧，此时营气方盛，足以拒外邪而不纳，故浮而见紧，即可为营血未衰之证。故同一太阳阳明合病，正有水不胜谷气，一见脉紧，即奄然发热，溅然汗出而解者，以浮紧为营气出表之脉故也。夫营气强而脉紧，虽不能汗出而解，必有潮热，而发作必在日晡所，足太阴脾当旺之时。所以然者，以脾主肌肉，当旺时而腠理始开也。至如但浮而不紧，则营气弱矣。营气弱者，不能作潮热，故当卧寐之时，营气适行于阳，即为盗汗。潮热者，桂枝汤主之，此卫不与营和，先其时发汗之例也。盗汗者，桂枝加龙骨牡蛎汤主之，此《金匮·虚劳篇》治亡血失精之例也。

　　阳明病，口燥，但欲嗽水，不欲咽者，此必衄。

　　阳明之热，结于中脘，则为燥屎。结于大肠，则右髀筋缩，牵掣右膝外廉而不良于行。由中脘上熏于脑，则颏上痛，甚则满头皆痛，凡此皆实热为病，宜大承气汤急下之证也。若内无实热，阳热独盛于上，则其气随经而入脑。脑中热，则气由上腭下迫而口为之燥。燥气不涉中脘，故但欲嗽水而不欲咽。脑中热，则颅骨缝开，血从颏上下注鼻孔而为衄。今人于鼻衄之时，额上沃以凉水，其血立止，此即额上骨缝遇凉即合，遇热则开之明证。惟暴病见此证，与汗出同，热随血泄，当可一衄而愈。不似久病之人，兼见胸满唇痿脉微大来迟者，为有瘀血之桃核承气证也。

　　阳明病，本自汗出，医更重发汗，病已差，尚微烦不了了者，此必大便硬故也。以亡津液，胃中干燥，故令大便硬。当问其小便日几行，若本小便日三四行，今日再行，故知大便不久出。今为小便数少，以津液当还入胃中，故知不久必大便也。

此节当属太阳证，发端便言阳明病者，实编纂者以此条在《阳明篇》而改窜之也。太阳之为病除太阳伤寒外，往往见发热汗出之证，则自汗出原不定属阳明，况既属阳明热证，重发其汗，必且昏不知人，岂有发汗而病反差之理。曰："重发其汗，已差者"，明其为太阳病也。曰："尚微烦不了了者"，明其为太阳之表已解，而尚有余邪未彻也。夫既为太阳病后余邪，则当仍于太阳求之。盖太阳寒水，发丁皮毛肌腠者为汗，而出于肾膀者为溺，之二者皆取资于胃中水液，水液散之则易耗，养之则易复，故太阳篇云："凡病若发汗，若吐，若下，若亡血、亡津液，阴阳和者，必自愈。"又云："大下后，复发汗，小便不利者，亡津液故也。勿治之，得小便利必自愈。"今以自汗之证而重发其汗，则胃中津液既少，必不能由小肠下润大肠，而大便因燥。设遇此证，当以小便多少为验。若小便本多而今少，则水饮所入，当由胃输入小肠大肠，大便虽硬，不久亦能自下。此证无潮热，无谵语，无满头痛，不见阳明证象，虽不大便，亦无所苦，盖亦勿治之必自愈之例也。（愚按：列此条于《阳明篇》中，实为上三不可攻起例。本条要非正文，读者勿误认为阳明可也）

伤寒呕多，虽有阳明证，不可攻之。

此上湿下燥之证，必当先治其呕，而后可行攻下。盖即《金匮》"病人欲吐不可下之"之说也。胃中郁热上泛，湿痰壅于上膈，便当用瓜蒂散以吐之。胃中虚气上逆而胸满者，则吴茱萸汤以降之。否则无论何药，入咽即吐，虽欲攻之，乌得而攻之，故必先杀其上逆之势，然后可行攻下。予每遇此证，或先用一味吴萸汤，间亦有肝胆郁热而用萸连汤者，呕吐既止，然后以大承气汤继之，阳明实热乃得一下而尽。须知"有阳明证"四字，即隐示人以可攻。若不于无字处求之，但狃于胃气之虚，视芒硝、大黄如蛇蝎，真磕睡汉耳。

阳明病，心下硬满者，不可攻之。攻之利遂不止者死，利止者愈。

此证有虚实寒热之不同，必详辨脉证而后定可攻与否，盖即《太阳篇》结胸脏结之证也。《太阳篇》云："藏结无阳证，不往来寒热，其人反静，舌上苔滑者，不可攻也。"盖藏结之心下硬满，与结胸同，而结胸一证，则由中风误下。风为阳邪，阳邪内陷，易于化燥，水从燥化，则为痰涎，故宜芒硝、大黄以通肠胃，甘遂以达痰，于是有大陷胸汤之攻下法。甚者燥热挟痰上阻肺气，于是并有加葶苈、杏仁于大陷胸汤内，而为大陷胸丸之攻下法。然惟热结在里往来寒热者，乃可攻之。是故"阳浮于外，脉见浮大者"不可攻。"结胸证悉具，外见烦燥者"不可攻，为其孤阳外浮，如油灯之垂灭，非渐加膏油，浮阳将不归其根。此时用大剂熟附以收之，尚恐不及，奈何更行攻下乎！盖心下硬满之不可攻，原不独为藏结无阳证也。但藏结异于结胸者，一为不往来寒热，一为不烦燥而其人反静。结胸证虽不言舌苔何状，但以藏结证舌上苔滑求之，则结胸证阳热在里，舌上之苔亦必黄厚而燥。然则本节所谓"攻之利遂不止而死者"，自非阳浮于外之结胸证，必阴寒在里，其人反静之藏结证也。阳浮于外，则一下而里寒益甚。阴寒在里，则一下而清阳不升，利将何自而止乎！惟此节亦当于言外领悟，观"利止者愈"四字，即隐示人以心下硬满之证，实亦有可攻者。向使心下硬满必不可攻，不独大陷胸汤丸并为赘设，而寒实结胸之白散，心下痞硬满干呕短气之十枣汤，概无可用矣，此岂仲师之意哉！

阳明病，面合赤色，不可攻之，必发热，色黄，小便不利也。

此节太阳篇二阳并病之证也。太阳篇云："汗先出不彻，因转属阳明。续自微汗出，不恶寒，若太阳病证不罢者，不可下，下之为逆。如此，可小发汗。设面色缘缘正赤者，阳气怫郁在表，当解之熏之。"盖此证不惟表热无汗，两太阳穴必痛，或用麻杏石甘汤表里双解，或并用药汁烧沸取下，俯首药甒之上，蒙衣物而熏之，则表汗出而头痛愈矣。若阳郁于表而反攻其里，于是汗液欲从外泄者，反挟表阳内陷而成湿热。夫水以清洁而流，流则小便利，小便利者，不能发黄。湿以胶黏而滞，滞则小便不利，小便不利者，故热郁而发黄。设因误攻而见此证，欲救其失，惟茵陈五苓散差为近之。若湿热太甚，栀子柏皮汤，亦当可用也。

阳明病，不吐不下，心烦者，可与调胃承气汤。

调胃承气汤方

芒硝半觔　甘草二两（炙）　　大黄四两（去皮，清酒洗）

上以水三升，煮大黄、甘草取一升，去滓，内芒硝，更上微火煮令沸，少少温服之。

不吐不下，似胃气尚和，然不吐不下而见"不恶寒，反恶热，濈然汗出"之阳明病，则胃中已燥。胃系上通于心，胃中燥热，故心烦。恶人多言，不耐久视书籍，不欲见生客，似愠非愠，似怒非怒，烦出于心而所以致烦者，则本于胃中燥热，故见此证者，譬犹釜中沸水，釜底之薪不去，则沸必不停，此其所以宜调胃承气汤也。独怪近人遇此证，动称邪犯心包，犀角、羚角、至宝丹等，任意杂投，卒至胃中燥热，日甚一日，以至枯槁而死，可哀也已。

阳明病，脉迟，虽汗出不恶寒者，其身必重，短气，腹满而喘。有潮热者，此外欲解，可攻里也。手足濈然汗出者，此大便已硬也，大承气汤主之。若汗多微发热恶寒者，外未解也。其热不潮，未可与承气汤。若腹大满不通者，可与小承气汤微和胃气，勿令大泄下。

大承气汤方

芒硝半觔　大黄四两（酒洗）　　枳实五枚（炙）　　厚朴半觔（炙，去皮）

上四味，以水一斗，先煮枳、朴取五升，去滓，内大黄煮取二升，去滓，内芒硝，更上微火一两沸，分温再服，得下余勿服。

小承气汤方

大黄四两　厚朴二两　枳实三枚

上三味，以水四升，煮取一升二合，去滓，分温二服。初服汤当更衣，不尔者尽饮之；若更衣，勿服。

脉迟为胃中虚寒，前于食难用饱条内，已略言之，特其义尚有未尽，不得不更申前说。盖胃中谷气，实为生血之原。胃所以能消谷者，胆汁实为主要。胆火随卫气而动，卫气昼行于阳，自下而上，由三焦还入于胃，则能食。由心而入脑，则思虑强。夜则行于阴，自脑渐降，则思虑少。由胃而下入于肾，故不饥不渴。由肾而入膀胱，故小便多。黎明则达于宗筋，故宗筋张。浃晨而起，小便一泄其热，乃又随卫阳而上出。少年多欲之人，往往饮食锐减，思虑恍惚者，皆由夜行于阴之时，伤其胆火故也。脉中营气视血为强弱，胆火盛而纳谷多，富其生血之原，故脉数。胆火虚而纳谷少，生血之原不足，故脉迟。人之一身，血为最热，血分充故里温迫水气外泄，而其体轻（能食壮盛之少年，往往多汗，能日行数十里而无倦容）。血液虚，故里温不胜水气，水气留着肌理而其体重（老年食少，肌肉枯燥无汗，故好眠睡，少年虚羸者，面无血色，皮毛不泽，故亦不能动作。垂死之人，分肉不温而生阳绝，故重如铁石）。故病者因胆汁不能消谷，损其生血之原，于是因血虚而脉迟。虽汗出不恶寒，病机渐入阳明，而汗出不彻，其身必重。此证若恶风而见浮脉，即为防己黄芪汤证，但见短气腹满而喘，外有潮热，即阳气有外达之机，可用桂枝加厚朴杏仁以助之，所谓："喘家，用桂枝汤加厚朴杏子佳也。"惟外已解者，乃可攻里，但令手足漐然汗出，则胃液悉化为汗，不复下行滋溉，肠中大便已燥，乃可以大承气汤攻之。若汗多而微见发热恶寒，其外未解，犹为麻杏石甘汤证，承气汤不中与也。若腹大满不通，不得已而用下法，亦不过用小承气汤而止。言外可见大便略通，并小承气汤亦可不用。近人于此证，不识为太阴阳明合病，名之曰湿温，舍苍术白虎汤一方外，更无余事。曾亦知表气不达，湿留肌腠者，有时当从汗解乎！又其下者，反用生地、石斛等滋阴之品，锢其表汗，汗液结成细菌，名之曰白㾦，虽未必致人于死，亦太多事矣。予治病虽少，然二十余年，未见有发白㾦者，亦可信医家制造之别有专长也。

阳明病，潮热，大便微硬者，可与大承气汤。不硬者，不可与之。若不大便六七日，恐有燥屎，欲知之法，少与小承气汤，汤入腹中，转矢气者，此有燥屎也，乃可攻之。若不转矢气者，此但初头硬，后必溏，不可攻之。攻之，必胀满不能食也。欲饮水者，饮水则哕。其后发热者，必大便复硬而少也，以小承气汤和之。不转矢气者，慎不可攻也。

俗语有之"肺腑而能语，医师面如土"，言内藏之未易臆断也，故近代医家，每有试药之法，审断不确，先用轻剂以尝之，辨证既精，然后改用重剂。虽未免徘徊观望，然亦慎重生命之道也，此节实即试药之法。盖阳明为病，惟热发而汗泄者，方可与论大便燥实与否，而后攻之以大承气，若但有潮热而大便不坚，未足言攻下也。不大便六七日，似可以攻下矣，然肠中燥实与否，尚未可定，而必先用小承气以尝之。服药后，肠中苟已燥结，大便当下不下，而但转矢气，则燥实显然，然后用大承气汤，可以一下而愈。若不转矢气，而大便初硬后溏，虽外见阳明之燥，中实含太阴之湿，以里湿之证，又经妄下，甚之以虚寒，则湿之所聚，腹必胀满。胃气虚寒，食入则吐，下湿上燥，渴欲饮冷，入咽即病哕逆，后文所谓："胃中虚冷不能食者，饮水则哕"，即此证也。得此证者，吴茱萸汤主之，用吴萸以温厥阴肝藏，即所以和渗入胃底之胆汁，兼用人参、姜、枣以救胃气虚寒，则胃寒去而哕逆平矣。设嗣后仍见潮热，必其大便当燥，仍宜用小承气汤试之，以观其转矢气与否。若转矢气，方可用大承气汤以攻之，否则胃寒哕逆之证，不免复作。此亦前车之覆后车之鉴也。须知和之者为小承气，攻之者为大承气。张隐庵以慎不可攻，属小承气说，直谵语耳。

夫实则谵语，虚则郑声。郑声者，重语也。直视，谵语，喘满者死，下利者亦死。

语言之发，必经思虑而后出。心之元神藏于脑，凡有思虑，心为主而脑为役，是故事关探讨，则仰首而神凝，暴受惊恐，则颠眩而神昏。明乎此，然后可与言郑声、谵语之理。本条云："夫实则谵语，虚则郑声。郑声者，重语也。直视，谵语，喘满者死，下利者亦死。"张隐庵以为因虚而致谵语，即郑声，并谓此下十二节，皆论谵语而不言郑声。当知郑声即谵语之重复，此特就本书推测言之，其理固未明也。夫热郁则邪实，病久则正虚，固当有一病而兼见谵语、郑声者，固不得谓何证当见谵语，何证当见郑声也。故下文但举谵语而不言郑声，盖脑为清窍，胃中郁热秽气上蒙，则闻见多妄。脑为神舍，久病虚羸，精气耗散，则游魂不归，故卧榻之旁，忽见有鬼出入，或骤见刀兵水火，或途遇蛇虎相逼，似梦似醉，惊呼叫号，是为谵语。或忽在通衢，忽浮大海，恍惚迁变，一时欲归不得，口中呶呶不休，是谓郑声。要知阳明化燥，惟精气壮实者，或但见谵语而不见郑声。然至病延八九日外，神气外浮，恐亦有魂游墟莽之象，若不急下，往往枯槁而死，甚可痛也。惟见此证者，要亦不能无辨，均之"虚也"。生死之间，若死与梦，人方卧寐，神魂从泥丸出，日有所思而梦见之，即日无所思而梦亦见之。然稍有惊觉，即神返其舍，生气存焉耳。人之将死也，神魂亦从泥丸出营，营而上浮，忽忽乎远逝，如叶之脱，如烟之散，则一去而无归矣。故同一神不守舍，不自约束之谵语、郑声关于阳热上熏者，是之谓逼，去其所逼而反本有余。关于精气内夺者，是之谓脱，固其所脱，而犹恐不及。是故阳将上脱，则直视谵语而喘满，阴液内亡，则直视谵语而下利。之二者，不下亦死，况经妄下，临证者不可不慎也。阳明郁热上熏于脑，脑中燥热，目系强直，神经瞀乱，则直视而谵语，但见此证而并见喘满或下利者，何以知其为必死？盖直视谵语，原为胃中燥实之证，直视谵语而一时并见喘满，则胃中阻隔，吸入之气，至中脘而止，不能下达丹田，吸入之气，与呼出之气并居，肺不能容，是为喘满，其为当下，较然无可疑者。然《金匮》有言："吸而微数，其病在中焦实也。下之则愈，虚者不治。"又曰："在上焦者其吸促，在下焦者其吸远，此皆难治。呼吸动摇振振者，不治。"夫在上焦者其吸促，为肺虚气弱，在下焦者其吸远，为肾虚不能纳气，皆因中焦正气之虚而推广言之。惟呼吸动摇振振，为气虚形脱之实证，而为三证所同，然则喘满之所以必死者，亦当有此虚象。按暴病之人，胃有宿食，妨其呼吸，一下而其气即调，至于久病虚羸，呼吸之间，肩背俱动，形气不能相保，不下固不免于死，然骤然攻下，胃中有宿食方动，而气已上脱矣，此直视谵语而兼喘满者，所以为必死之证也。《金匮》云："下利谵语者，有燥屎也，小承气汤主之。"盖非胃中燥实，胃热不上攻脑部，断不至神识昏迷而发谵语，虽在下利，其为当下无疑。然何以同一谵语，加之以直视，即为死证，盖直视在太阳温病条内，为误下液亏火逆上盛目系强急之证。今乃未经攻下，阳明燥气业将内藏津液，熏灼殆尽，并脑中目系俱燥，加以协热而利，迫水下泄，则肠胃必无余润。虽于攻下药中，加入生地、石斛、麦冬、玉竹润燥之品，正恐一杯之水，不救车薪。明知不下必死，其如下之不动何，此直视谵语而兼下利者，所以为必死之证也。

发汗多，若重发汗者，亡其阳。谵语，脉短者死，脉自和者不死。

《太阳篇》云："发汗后重发汗，必恍惚心乱。"又云："伤寒，脉浮，以火迫劫亡其阳，必惊狂。"所以然者，汗大出而阳气暴张，心神不能自持，脑部一时昏眩，不甚则恍惚心乱，甚则发为惊狂。恍惚心乱即谵语所由来，惊狂又不止谵语矣。但同是发汗亡阳谵语，何以脉短即死，脉自和者不死？且因发汗而亡阳谵语者，脉何以有短与自和之别，此不可不深究者也。盖汗与血同源而异致，故亡血者不可发汗，衄家不可发汗，发汗则其血益虚。脉短者，血虚之明证也。阳浮于外，惟里阴充足者，阴气外接，犹得渐归其根。

若阳越于外，阴竭于内，阴阳两竭，能久存乎？此脉自和者所以不死，脉短者所以不免于死也。

伤寒，若吐若下后，不解，不大便五六日，上至十余日，日晡所发潮热，不恶寒，独语如见鬼状。若剧者，发则不识人，循衣摸床，惕而不安，微喘，直视。脉弦者生，涩者死。微者但发热。谵语者，大承气汤主之。若一服利，止后服。

发端但言伤寒，以太阳病恶寒无汗言之也。伤寒将传阳明，则上湿而下燥，是故寒湿壅成痰涎，胸中痞硬，气冲咽喉而不得息，则有瓜蒂赤小豆散以吐之。内实者，调胃承气汤以下之（此条言太阳正病，凡大柴胡、桃核承气、泻心、陷胸诸汤皆不在此例）。而太阳病依然不解，不大便五六日，上至十余日，则业经二候。日晡所发潮热，不恶寒，病状已转阳明。加以独语如见鬼状，其为谵语无疑，俗所称"热病似祟"也。但病有微甚，轻则谵语，剧则发狂，即不见狂，而热邪暴张，充塞脑部，蒙蔽清窍，一发即不识人。心气恍惚，则循衣摸床，惕而不安。阳热上逼于肺，则为微喘，上逼于脑则为直视。但直视有二，一为枯燥之直视，譬之卉木枝条，荣茂则柔，一经枯槁则挺而不屈。一为暴压之直视，譬之草上青虫，任其游行，则曲折蜿蜒，执其一端则一端不能屈矣。目系为脑部神经之一，脉之所属，固当按脉以决死生。弦与紧相类，以有所逼迫而营气外出之象，如"衄家发汗，脉紧急，直视不能眴"，可证也。阳气暴菀于上，脉中血液随阳而上菀，则内脏阴液尚存。一经去其胃实，便当引阳气下行，血之菀于上者，亦且随之而降，故脉弦者生，润泽为滑，枯燥为涩，涩为里虚。本篇"谵语潮热，脉滑而疾，服小承气汤。明日不大便，脉反微涩，为难治"，可证也。内藏阴液已竭，则暴出之热邪，循阳络上迫于脑者，为厥阳独行，而目系之不转为槁燥，此时虽欲下之，譬之枯港行舟，风帆虽利，其如不动何哉！故脉涩者死。设不大便十余日，但见潮热谵语，而无"不识人，循衣摸床"诸危证，则内实显然，阴液无损，直可决为大承气汤一下即愈之证，不必更尽三剂，此非慎于药，良由病轻故耳。

阳明病，其人多汗，以津液外出，胃中燥，大便必硬，硬则谵语，小承气汤主之。若一服谵语止者，更莫复服。

　　阳明为病，法当多汗，为其热盛也。水气外泄，则胃液内燥，不能由小肠渗入大肠，而大便因硬。燥气上蒸，则脑中清窍蒙翳，发为谵语。此证不因吐而起，内脏精气未伤，故攻下较易，更不需大承气汤，即改用小承气。一服而谵语止，即不妨弃其余药，盖以视前证为尤轻故也。张隐庵概以诚慎目之，愚哉！

　　阳明病，谵语，发潮热，脉滑而疾者，小承气汤主之。因与承汤一升，腹中转矢气者，更服一升。若不转矢气，勿更与之。明日不大便，脉反微涩者，里虚也，为难治，不可更与承气汤。

　　内脏有所停蓄，则其脉滑，是故上膈有湿痰者滑，妇人妊娠者滑，肠胃宿食不去者滑。《金匮·宿食篇》云："下利，脉滑者，当有所去，大承气汤主之。"即此例以推之，则脉滑之可攻，决然无可疑者。然则阳明病谵语发潮热脉滑疾者，何以但言小承气汤主之？盖谵语为大便心硬之证，大便之硬为小承气汤之证，然犹必稍稍予之，以验转矢气与否。若转矢气续进一升，大便即当自下。若不转矢气而脉反微涩，则肠内津液本虚，此即上"脉涩则死"之证，虽欲攻之而不为动也。愚按大便欲行，则脉当跳动，上出鱼际，断无大便欲行而脉反见涩之理。脉反微涩者，肠内绝无余润，燥矢结如羊矢马粪者，一如顽石之不转。曰"不可更与承气汤者"，言无济也。治之者用皂矾半斤，开水泡，倾入净桶，乘热坐于其上，其气由肛门熏入，肠内燥矢，必化水而下。尝见乡人忌临家肥田之粪，投皂矾于粪池，一夕悉化为水。苟能依法用之，或能于不治之证，救活一二，盖亦莫大功德也。

　　阳明病，谵语，有潮热，反不能食者，胃中必有燥屎五六枚也，宜大承气汤。若能食者，但硬耳。(此条订正)

　　阳明病而见谵语潮热，其大便必硬，断未有腑气不通而能食之理，然则仲师何以言"反不能食"。曰："此仲师失辞，不可为训者也。"原其意旨，不过谓潮热之时，胃中宿食，或乘未经燥实而下行，则肠胃虚，当不至恶闻食臭，今反见食而饱㿋，或稍稍纳谷而胀痛，则胃中宿食，必因津液外泄，化为臭秽坚实之燥屎，欲下入小肠而不得，自非用大承气汤以攻之，病必不除。若稍稍进糜粥，亦无所苦，此即谓之能食。虽潮热谵语，不过肠中便硬，胃气固无损也。此盖为小承气汤的证，故予谓"宜大承气汤"五字，当在"五六枚也"下，今在"但硬耳"下，实为传写之误。张隐庵乃于有燥屎者，反谓"不可下，能食"，而但有便硬之证者，反谓宜大承气汤，颠倒谬误，贻害不浅，特订正之（玩但字、耳字，语气极轻。必字、也字语气极为郑重。宜大承气汤究竟当属何证，通人皆当辨之，独怪陈修园每作张氏应声虫，并谓不敢妄言错简，愚哉）。

阳明病，下血谵语者，此为热入血室。但头汗出者，刺期门，随其实而泄之，濈然汗出则愈。

厥阴少阳与阳明合病，病发于厥阴之燥，肝液不能养胆，致胆火消水与食，留为胃病，予于《金匮》消渴见之。病发于阳明之燥，伤及厥阴，胆火内动，迫血妄行，累及肝经，予于厥阴便脓血及本条谵语下血见之。盖肝胆与胃同居中部，故肝胆余液，为胃中消水谷之助。阳明邪热上逼，则肝阴虚而胆火盛。胆火盛，则挟胃中燥热上迫于脑部，因而谵语。血室即胞中血海，血得温则行，遇寒则凝。肝阴虚而胆火盛，胆胃阳热窜入血室，逼血横行，因而下血。但头汗出者，胆胃之热，独行脑部故也。期门为肝穴，在乳旁一寸，刺期门，实所以泻胆火，但令胆火微泄，杀其横出之势，其气乃还归中部，与胃中津液并居，于是胃中津液外泄，濈然汗出，还见阳明本象，而下血谵语止矣。

汗出谵语者，以有燥粪在胃中，此为风也。须下之，下之则愈，宜大承气汤。过经乃可下之，下之若早，语言必乱，以表虚里实故也。（此条订正）

阳明为病，法当多汗，津液泄而胃中燥，胃中宿食，熏灼而成坚癖不化之粪。秽浊亢热，上凌脑部，脑气昏晕，遂发谵语，此证当用大承气汤，无可疑者。惟"此为风也"及"过经乃可下之"数语，正需研究。夫汗出谵语宜大承气汤者，为阳明习见之证。何以知其为风，何谓过经乃可下，且所过为何经，其言固大可疑也。盖此为太阳中风传入阳明之证，中风本发热有汗，其表自疏，汗液外泄，不待一候之期，胃中即能化燥。过经为太阳证罢，不恶风之谓也。惟下接"下之太早，语言必乱，以表虚里实故也"三句，至为难解。汗出原属表虚，胃燥本为里实，若谓表虚里实为不当早下，岂一候已过，而作再经，即不为表虚里实乎！何谓过经乃可下乎？且未下已发谵语，又何谓下之太早语言必乱乎？盖仲师所谓表虚，特以太阳风邪未解言之。风主疏泄，故汗常出而表之为虚，若风邪外解，即表汗当止，但存里实，肌腠之间，即不为风邪留恋，乃不至随下后虚气上攻，神经卒然瞀乱，故前此之谵语，出于胃中燥热。后此语言之乱，由于风邪未解，并下后燥气而上攻。谵语者不死，语言之乱为脑受冲激，或不免于死，微甚之间，判若天渊，早下之为禁例，实由于此。此即表解乃可攻里之义也。愚按"下之则愈"二句，当与须下之直接，不当隶于节末，特订正之。

伤寒四五日，脉沉而喘满，沉为在里，而反发其汗，津液越出，大便为难，表虚里实，久则谵语。

伤寒四五日，犹在太阳七日期内，脉当浮紧而反见脉沉喘满，此为何气变证，治伤寒者，不可不知也。人当饮食于胃，其气散布为卫，故水气在皮毛。食入于胃，其精内蕴为营，故谷气在脉。谷气胜，则营气抗拒外邪，而脉见浮紧。谷气弱，而水气胜，则营虚不能外达，水湿内陷则喘，其责在肺。谷气不行则满，其责在脾，病不在皮毛肌腠，脉乃转浮而沉。《金匮·水气病》："其脉多沉者，脉中谷气少也"。伤寒本不能食，胃中生血之原，一时不续，则血热渐减，不能充溢孙络，因而脉沉。沉为在里者，即《金匮》所言沉为络脉虚也。胃中谷气本虚，静而养之，犹恐不济，而反援"太阳阳明合病喘而胸满"之例，用麻黄汤以发其汗，劫胃中津液外出，以致津液不能由小肠下渗大肠而大便为难。表虚里实，则阴液不足，不能制阳明燥气，于是浊热上冲脑部，心神恍惚，发为谵语。(愚按：此证宜厚朴、杏仁以定喘，小承气汤以祛满，使胃中微和而谷气自行，喘满既定，即脉之沉者亦起矣)。

阳明病，腹满，身重难以转侧，口不仁，面垢，遗尿，发汗则谵语，下之则额头上生汗，手足厥冷，若自汗出者，白虎汤主之。(此条订正)

白虎汤方

知母六两　　石膏一觔　　甘草二两　　粳米六合

上四味，以水一斗，煮米熟，汤成去滓，温服一升，日三服。

此条为阳明经证，发端"三阳合病"四字，当在后文"脉浮而紧"条，传写之倒误也。夫脉浮紧属太阳，咽燥口苦属少阳，不恶寒反恶热属阳明。此三者，皆三阳篇提纲，固当为三阳合病，本条则无之，可知历来注释家，望文生训，皆瞀说也。夫阳明之中气为太阴，太阳将传阳明，必上湿而下燥，故有脉迟汗出不恶寒者，亦必有身重短气腹满而喘诸证。为其太阳表汗未尽，内并太阴之湿而未易化燥也。湿热内蕴，上冒咽喉而出，则口中糜碎，舌苔干腻而厚，至不能辨五味。下逼于肾膀，则小溲不禁。此时若发其汗，则胃中燥热上攻脑部，必至心神恍惚，发为谵语。若用硝、黄以下之，则浮热上冒阳明经脉入脑之处，而颎上生汗，颎上者，阙上也（两眉间为阙，为愁苦者见颦蹙之处，孟子所谓蹙頞，即两眉间也）。阳明胃中燥实，则阙上痛，故误下后，浮热上冒，则阙上生汗。脾主四肢，胃亦主四肢，误下后脾胃阳虚，故手足逆冷，故欲救谵语之逆，宜小承气。欲救四肢逆冷，宜四逆、理中。盖此证不当急治，必待自汗出，然后可用白虎汤泄肌理之湿热，俾从汗解，此亦有潮热乃可攻里之例也。愚按"面垢"下"谵语"字亦为衍文，若本有谵语，下文"发汗则谵语"，当作何解乎？

阳明病，太阳证罢，但发潮热，手足濈濈汗出，大便难而谵语者，下之则愈，宜大承气汤。（此条订正）

此节全系正阳阳明内实之证，发端言"二阳并病"，此必非仲师原文，浅人因三阳合病而妄加之也。夫既曰太阳证罢，无头痛恶寒恶风诸证可知，安得更谓之并病，但发潮热，手足汗出，则胃中津必少，少则不能下润大肠而大便难。胃中燥热，上冲心神所寄之脑部，一时昏暗而心神为之恍惚，遂发谵语。譬之胆怯者，夜行见寝石以为伏虎，见植木以为立人，安在所见之非妄，又如败军之将，草木皆兵，闻风声鹤唳，则惕息而伏，此无他，皆因暴受激触，脑中震动，心神失所依据故也。阳明病之谵语，何以异此，要惟大承气汤以下之，一泄肠胃之燥热，而诸恙可愈。然则此证为正阳阳明，而非二阳并病，较然无可疑者，张隐庵明知并病之非，犹言太阳病气并入阳明，则尽信书之过也。

三阳合病，脉浮而紧，咽燥口苦，腹满而喘，发热汗出，不恶寒，反恶热，身重。若发汗，则燥，心愦愦，反谵语。若加温针，必怵惕烦燥，不得眠。若下之，则胃中空虚，客气动膈，心中懊恢，舌上胎者，栀子豉汤主之。(此条订正)

此节为三阳合病，前条已订正之，此云阳明病者误也。夫太阳伤寒提纲曰脉浮紧，此当用麻黄汤以汗者也。少阳提纲曰口苦咽干目眩，设兼见"胁下硬满，干呕，不能食，往来寒热"诸证，此犹当用小柴胡汤以汗之者也(说详太阳篇)。阳明提纲为不恶寒反恶热，阳明从中气化，故胃中未经化燥，有身重喘满之太阴证。若见潮热手足汗出，则胃中已经化燥，此当用三承气以下之者也。惟温针则三阳并忌之。阳明一证，但热不寒，医虽至愚，断不至误用温针，故仲师于阳明篇中，未垂明诫。若太阳篇太阳伤寒加温针必惊。少阳篇吐下发汗温针谵语，则固言之详矣。若此证既为三阳合病，无论骤加温针，火邪内攻血脉，迫阳气外张，有怵惕烦燥不眠之变。即以脉之浮紧而发汗，而胃液既从外泄，胆火因炽，于是手足不得宁静，坐卧不知所安。胆胃之热，上蒙心神所寄之脑部，亦且恍惚而时发谵语，即以不恶寒但恶热而下之，胃中津液下泄，胃底胆汁既虚，少阳浮火，亦必冲动膈上，而心中为之懊恢，似愠似怒，似憎似悔。所以然者，药宜于太阳者，或转为阳明少阳所忌。药宜于阳明者，或不免为少阳所忌故也。要之此证为湿热内蕴，试观土润溽者，则地生苔藓，故验其舌生黄腻之苔，即为湿热之明证，但须栀豉汤轻剂，以清里疏表，而湿热已解。盖此证全属气分，虽曰三阳合病，究非实热可比(葛仙翁《肘后方》："淡豆豉治伤寒，主能发汗"，虽不尽然，然必非吐剂)。《太阳篇》云："发汗吐下后，虚烦不得眠。剧者必反复颠倒，心中懊恢，栀子豉汤主之。"救逆之法，与此条正相类也。

若渴欲饮水，口干舌燥者，白虎加人参汤主之。

白虎加人参汤方

知母六两　　石膏一觔　　甘草二两　　粳米六合　　人参二两

上五味，以水一斗，煮米熟汤成，去滓，温服一升，日三服。

若脉浮，发热，渴欲饮水，小便不利者，猪苓汤主之。

猪苓汤方

猪苓、茯苓、泽泻、滑石、阿胶各一两

上五味，以水四升，先煮四味，取二升，去滓，内阿胶烊消，温服七合，日三服。

此承上节汗下温针而为救逆之方治也。上节为湿热内蕴，浮阳外越之证，若阳不外越而津液内伤，则有渴饮口干舌燥之变。若浮热在表，水湿内蕴，则有渴欲饮水小便不利之变。此二证并较前证为轻。津液内伤，则以清胃热生津液主治，故宜白虎加人参汤，用人参者，为燥气留于气分也。热浮于外，水郁于里，则以导水邪清血热主治，故宜猪苓汤，用阿胶者，为湿热留于营分也。

阳明病，汗出多而渴者，不可与猪苓汤，以汗多胃中燥，猪苓汤复利其小便故也。

阳明为病，法本多汗，汗多而渴，胃中津液已伤，此本白虎加人参汤证，一以清其胃热，一以养其津液，其病当已，不似小便不利者，可与猪苓汤也。若汗多胃燥之证，更与猪苓汤利其小便，轻则大便必硬，重则胃中燥实，发为谵语，此不可以不慎也。

脉浮而迟，表热里寒，下利清谷者，四逆汤主之。

胃中谷气，为生血之源。血热充则脉数，血热减则脉迟。前于"食难用饱，汗出不恶寒"条下，已详释其旨，兹复略而言之。夫脉浮为表热，迟为里寒。里寒者，胃中虚也。胃虚则脾湿聚之，脾湿重滞，由小肠下陷大肠，乃并胃中未化之谷食，倾泄而出。此时手足厥逆，冷汗出，胃中阳气垂绝。若不急温之，危在旦夕，故必用大剂四逆汤以回中阳，乃得转危为安，慎不可以生附子一枚为太重而减其剂量也。

若胃中虚冷不能食者，饮水则哕。

阳明中气为足太阴，故太阳初传阳明，往往上湿而下燥，故有攻下太早，损其中阳，致胃寒脾虚，腹中腹满不能食者。此时下湿上燥，渴欲饮冷，一入于胃，即不能受，而发为哕逆，前于潮热条下，已略举大概。然亦有不待攻下而胃中虚冷不能食者，则中阳自败，胃底消融水谷之胆汁，视前证更为微薄，所以饮水即哕也。此时急需半夏干姜散以温之。如独阴上僭，将成反胃者，尤当用吴茱萸汤以抑之，附子理中以和之。当知胃中虚冷为主病，哕为因病，要非寻常治哕之橘皮生姜汤、橘皮竹茹汤所能奏功也。

脉浮，发热，口干鼻燥，能食者，则衄。

脉浮发热，太阳之病多有之，未可决为阳明病也。阳明为病，要以大渴引饮为候，胃中燥热，势不得不借助于外，于是有口干引饮之证。阳明之脉，起于鼻交頞中，阳明之热，由肠胃上逆，则阙上痛。阙上者，頞上也。故误下胃虚，浮热上冒，頞上生汗。热在于经，郁而不达，于是有鼻燥之证。然犹恐客热不能消谷也，必验其能食与否，若能食者，则胃中谷气不虚，而初非客热。但此证大便不硬，胃中无燥实之证，承气汤既不当用。热上于头，无热结在里之变，白虎汤又不宜用。阳热之上浮者，无所发泄必至上薄于脑，颅骨受蒸，合缝处当有微隙，血之溢出者，乃由鼻交頞中，下注鼻孔，于是热随衄解。凡遇此证，頞上不可早拍凉水，诚恐热泄未尽，转为他证。近世医家以衄为红汗者，正以其泄郁热故也。

阳明病，下之，其外有热，手足温，不结胸，心中懊憹，饥不能食，但头汗出者，栀子豉汤主之。

阳明为病，胃热上熏脑部，心神恍惚，则为谵语。悍热上冲阙上，则为头痛。胃中热甚，灼咽与舌，则为渴饮。胃中燥急，伤足阳明脉络，其自胃口下循腹里，抵气街下髀关抵伏兔下膝膑者，一时短缩掣痛，而右足不良于行，浊阴从右降，故足阳明支脉独病于右（大肠与小肠交会处之盲肠，居脐右旁下一寸）。此时急下以大承气汤，犹恐药力不峻，下后不能了了。惟太阳之传阳明，中下化燥而上膈犹湿，故仲师于阳明一证，往往以慎下为主要，反不似下利脉滑者，可以见证而急攻。设燥热不甚而下之太早，则上湿下陷，燥去寒生，即有身寒肢冷之变（救逆之法为四逆、理中）。设太阳标阳未尽，下后与上膈湿痰，并居心下，则有结胸之变（救逆之法为大陷胸汤丸及小陷胸、白散诸方）。今皆无之，而但见心中懊憹，饥不欲食，但头汗出，直是气分之余邪，初非实证可比。胃中肝胆之液，因下后见损，阳明浮火，由胃络上冲于心，则心中懊忱（太阳篇"汗吐下后，虚烦不得眠，心中懊忱"与此正同）。胃因下后空虚则易饥。消磨水谷之胃液，因下后见少，中气痞闷，上不得噫嗳呵欠，下不得转矢气，故饥不能食（太阳篇胸即此中空证）。但头汗出者，下后虚阳上僭，胆胃之热，独行脑部故也（太阳篇火劫发汗，营卫两虚，厥阳独行，则但头汗出。阳微结于心下则头汗出。发汗复下，胸胁满微结，小便不利，渴而不呕，中气不能外达，则但头汗出。本篇肝阴虚而胆火盛，胆胃阳热侵入血室，逼血妄行，则但头汗出。此证下后阴阳两虚，胆胃之火，随浮阳上行脑部，与以上各证相出入）。以其余邪独留气分，故但需栀子以清里，豆豉以疏表，而诸恙可愈。故知病后余热，因正气未复，逗留中脘，外及肌表者，正不需白虎、泻心诸汤，即轻剂亦当奏效也。

阳明病，发潮热，大便溏，小便自可，胸胁满而不去者，小柴胡汤主之。

阳明为病，每当日晡所发潮热，一似江潮之有信，所以然者，日晡阳衰，地中水气被日中时阳气蒸薄，至阳衰时始得上腾，阳明燥热之气，往往格拒不受，发潮热多见于此时者，病气为之反抗也，故发潮热为阳明必有之证。大便溏则肠胃不燥，小便自可则下焦肾膀自通，肠胃不燥则湿从下泄，而胸满者当去。肾膀通畅，则水道不淤而胁满亦当去（胁下为肾）。而卒不去者，此非水湿停蓄，乃太阳标热之气，郁于胸胁而不能外达也。故必用小柴胡汤以解其外，不惟标热之郁陷者可解，即下陷之水湿，亦且从汗解矣。

阳明病，胁下硬满，不大便而呕，舌上白胎者，可与小柴胡汤。上焦得通，津液得下，胃气因和，身濈然汗出而解也。

胁下为肾，肾与膀胱为表里者，有输尿管为之相接也，《内经》即谓之下焦。太阳寒水之气，格于肾膀而不得下行，则胁下为之硬满。水气结于下焦，不能滋溉肠胃，故不大便。胃以燥而不和，胆火从而上逆，故呕。舌上白苔，则为阳气虚微，故虽不大便，断无可攻之理。要惟有小柴胡汤，发内陷之水气以达于上焦，俾津液之上出者，还入胃中，胃气得和，则胆火平而呕吐当止。大便之不通者，亦将缘滋溉而畅行，由是中无所结，阳气外散，乃濈然汗出而愈矣。

阳明中风，脉弦浮大而短气，腹都满，胁下及心痛，久按之，气不通，鼻干不得汗，嗜卧，一身及面目悉黄，小便难，有潮热，时时哕，耳前后肿，刺之小差，外不解，病过十日，脉续浮者，与小柴胡汤。脉但浮无余证者，与麻黄汤。若不尿，腹满加哕者，不治。

此为风阳外吸，湿热内阻，膈塞不通之证，此证病机外出太阳则生，内陷太阴则死，可以两言而决。脉浮弦则为风，脉浮弦而兼大，则为阳明中风。中风为病，本属肌腠不开，脾阳不能外达，观于桂枝汤一方，辛甘发散，皆所以开发脾阳，此可见不独阳明中气系在太阴，即风阳内乘，而肌腠不开，未尝不系在太阴也。张隐庵、黄坤载均此节为三阳合病，则固不然。湿热伤气，故短气。湿阻太阴部分，故腹都满。太阳寒水不能作汗外泄，流于胁下则胁下痛，壅于心下则心痛。久按之气不通者，气为湿阻故也。气闭于上，故鼻干不得汗。嗜卧者，湿困脾阳，肌肉重滞故也。汗液不外泄，湿邪不从外解，小便难，湿邪不从里解，表里壅塞，故一身面目悉黄。此证有潮热必在日晡时，以地中蒸气，乘阳衰而上出，与身内之湿热并居而益剧也。胃中湿热淤阻，不能受吸入之清气，故时时呃逆。愚按以上诸证，若见谵语即为易治，以太阴之湿，已从燥化，便当用茵陈蒿合大承气下之，若不见谵语，则犹未可攻也。手足少阳之脉，由耳前后入耳，湿邪郁其少阳之气，故耳前后肿。刺之小差者，有以泄其郁陷之气也。若潮热不解，病过十日，在两候以往，当传少阳之期，其脉续见浮弦，则当用小柴胡汤以汗之。脉但浮而不见弦大者，则当用麻黄汤以汗之。但令太阴湿邪，从太阳外解而已无余事，予所谓病机外出太阳则生者，此也。若夫太阳阳气不泄于膀胱，太阴湿邪并居于腹部，阴霾四塞，真阳外脱，遂至呃逆不止，此时虽用四逆以治满，五苓以导水，吴萸以止呃，亦必无济。予所谓内陷太阴必死者，此也。

阳明病，自汗出，若发汗，小便自利者，此为津液内竭，虽硬不可攻之，当须自欲大便，宜蜜煎导而通之。若土瓜根及大猪胆汁皆可为导。

蜜煎土瓜根猪胆汁导方

蜜七合

上一味于铜器内，微火煎凝，如饴状，搅之勿令焦着，欲可丸，并手捻作挺，令头锐，大如指，长二寸许，当热时急作，冷则硬，内谷道中，欲大便须缓去之，或用土瓜根捣汁，竹管灌入谷道。如无土瓜，胆汁和醋导之。

自汗出，则不由潮热而出可知。或发汗及小便自利者，脏腑固无实热也。夫内有实热而大便燥结者，宜承气以攻之，此固无可疑者。此证则为津液内竭，大便虽硬，不可遽投承气，惟仲师但有此说，所以不可攻之理，未有明言。盖肠壁间淋巴微管，含有消化食物之乳糜，原所以排泄废料，承气入肠，芒硝咸寒善走，能借淋巴微管中乳糜，及将出未出之废料水液，润燥屎而驱之外出。今肠内津液既竭，虽有芒硝之力，而肠中无可借助，故虽攻而不能动，必待其乳糜渐复，自欲大便，然后用法以导之。门人张永年述其戚陈姓一证，四明医家周某用猪胆汁导法奏效，可备参研。略谓陈姓始病咯血，其色紫黑，经西医用止血针，血遂中止。翌日，病者腹满，困顿日甚，延至半月，大便不行，始而用蜜导不行，用灌肠法，又不行，复用一切通大便之西药，终不行。于告陈曰："同乡周某良医也。"陈喜，使人延周，时不大便已一月矣。周至，察其脉无他病，病独在肠，乃令病家觅得猪胆，倾于盂，调以醋，借西医灌肠器以灌之。甫灌入，转矢气不绝，不踰时大便出。凡三寸许，掷于地有声，击以石，不稍损，乃浸以清水，半日许，盂水皆赤，乃知向日所吐之血，本为瘀血。因西医用针止住，反下结大肠而为病也。越七日，又不大便，复用前法，下燥矢二枚，皆三寸许，病乃告痊。予于此悟密煎导法，惟证情较轻者宜之。土瓜根又不易得，惟猪胆汁随地随时皆有。近世医家，弃良方而不用，为可惜也（猪胆并肠液，西医通称消化液，盖胆汁最苦，能泄而降，人固如此，猪亦宜然，况猪之所食至为秽浊，则猪之胆汁，疏泄秽浊之力必巨，故借之以助排泄粪秽，最为合用，而况胆汁含有碱性，碱与醋化合最易发酵，肠中燥屎遇之，亦以收缩胀力而易为活动也）。

阳明病，脉迟，汗出多，微恶寒者，表未解也。可发汗，宜桂枝汤。

阳明病，脉浮，无汗而喘者，发汗则愈，宜麻黄汤。

阳明之病，有自中风传来者，则营气先伤，以其所痹在肌肉，为孙络密布之区故也。中风之证，卫强而营弱，卫强则表汗自出，营弱则里气不达。

脉迟者，营气不足之征也。此证肌腠未解，风从汗孔袭肌，必微恶风，可仍从太阳中风例，用桂枝汤发肌理之汗，使之由肌出表，然后营气与卫气相接，一汗而表热解，浮汗止矣（此证当云："微恶风者，肌未解也。"今云："微恶寒者，表未解也。"实为仲师失检处）。有自伤寒传来者，则卫气先伤，以其所闭在皮毛，为卫阳疏泄汗液之区也。伤寒之证，卫病而营不病。卫病者，汗液不通于外。营不病者，血热抗拒于里。脉浮者，卫气受病之征也。此证皮毛未解，寒邪阻其肺气之呼吸，必无汗而喘，可仍从太阳伤寒例，用麻黄汤发皮毛之汗，使寒邪由肺出表，一汗而表疏喘定矣。愚按以上二证，皆推原其始病以为治，与柔痉之用栝楼桂枝汤，刚痉之用葛根汤同例，皆不欲其因魄汗未尽而转属阳明也。

阳明病，发热汗出者，此为热越，不能发黄也。但头汗出，身无汗，剂颈而还，小便不利，渴饮水浆者，此为瘀热在里，身必发黄，茵陈蒿汤主之。

茵陈蒿汤方

茵陈蒿六两　　栀子十四枚　　大黄二两

上三味，以水一斗，先煮茵陈，减六升，内二味，煮取三升，去滓，分温三服，小便当利，尿如皂角汁状，色正赤，一宿腹减，黄从小便出也。

阳明病，发潮热而多汗，则湿随汗去。肌肉皮毛，略无壅阻，断然不能发黄，此正与小便利者不能发黄证情相似。湿邪解于太阳之表，与解于太阳之府，一也。若"但头汗出，身无汗，剂颈而还"，则湿邪内壅而不泄。加以小便不利，渴饮水浆，湿热瘀积于三焦，外溢于皮毛肌肉而周身发黄。茵陈蒿汤茵陈蒿以去湿，生栀子以清热，生大黄以通瘀，而湿热乃从小溲外泄，而诸恙除矣。此证与《太阳篇》"阳微结于心下，小便不利，渴而不呕者"略同，故皆有"但头汗出"之证也。

阳明证，其人喜妄者，必有畜血，所以然者，本有久瘀血，故令喜妄，屎虽硬，大便反易，其色必黑，抵当汤下之。（此条订正）

吴江徐鹿萍有言，"忘"当为"妄"字之误。喜为有意，忘为无心，以有意作无心事，此为理之所必无，则"喜忘"二字，正不可通，是也。然予犹嫌其证佐之不足也。凡病蓄血者必发狂。《太阳篇》："太阳病不解，热结膀胱，其人如狂。血自下，下者愈。"又云："太阳病，表证仍在，脉微而沉，反不结胸，其人发狂者，以热在下焦，少腹当硬满，小便自利者，下血乃愈。"一为桃核承气证，一为抵当汤证，皆明言发狂，然则喜妄者，即发狂之变文。今人于妄自尊大，无故怒詈者谓之狂妄，足为旁证。独怪张隐庵本，改上"喜忘"为"善忘"，陈修园浅注并改之，真误人不浅也。予每见老人血衰，或刻意读书，心营虚耗，则必有善忘之病，蓄血证不在此例。又况太阳蓄血，尚有发狂之变，岂有阳明燥热而反安静者乎！盖即《灵枢·本神》篇所谓"狂妄不精"也（《灵枢》亦作妄，盖汉人假借字）。血结于下，则脑部神魂不清，故言语动作多狂妄，此正与夜则谵语之蓄血证同例，但验其大便色黑硬者，即当用抵当汤以下之，但令浊瘀速去，则神魂清而狂妄止矣。

阳明病，下之，心中懊侬而烦，胃中有燥屎者，可攻。腹微满，初头硬，后必溏，不可攻之。若有燥屎者，宜大承气汤。

吴又可《温疫论》每言"温病下后不妨再下"，此深明仲师之旨，而高出于吴鞠通、王孟英者也。夫下后心中懊侬而烦，果属虚烦，直栀子豉汤证耳。设胃中燥屎未尽，其脉必实，且日久必发谵语，此当仍用大承气汤以攻之。但腹见微满，虽大便不行，不过燥屎结于直肠之内，以上仍属溏薄，要不过脾约麻仁丸证。若辨证不精，止恐一下之后，溏泄不已，浸成寒湿之变，故仲师于下后再下，必详加审辨，而吴又可之说，抑又未为通论矣。

病人不大便五六日，绕脐痛，烦躁，发作有时者，此有燥屎，故使不大便也。

不大便五六日，有因津液内竭者，有因水湿内壅者，未可定为燥屎也。大肠自右至左，环出小肠之上，而适当脐之部分，故绕脐痛为病在大肠。烦者心烦，即上所谓心中懊侬而烦也。燥者口燥，即上所谓口干舌燥也。斯二者，皆阳明病之证，然必以发作有时为验者，一为日中阳气极盛之时，一为日晡所阳衰之时，但阳盛之时而烦燥始剧，则胃中阳热犹轻，惟日晡阳衰之时，而阳热与阴气相抗，胃中阳热乃炽，故仲师以日晡所剧者属阳明，此与寒证日中而剧者，可为对照（予尝治崇明黄生元龙寒饮，日中形寒吐酸，用重剂小青龙汤而愈，可以证明病气与天时之反抗）。故日晡所而烦燥加剧，胃中必无津液，不能由小肠滋溉大肠，而肠中必有燥屎，此即五六日不大便之由。愚按上节"若有燥屎者，宜大承气汤"二语，即为此节说法。盖上节不过辨其可攻与否，原不必另出方治也。

病人烦热，汗出则解。又如疟状，日晡所发热者，属阳明也。脉实者宜下之，脉虚浮者宜发汗。下之与大承气汤，发汗宜桂枝汤。

病人烦热，汗出即解，如疟状者，太阳阳明并有之。《太阳篇》云："太阳病，得之八九日，发热恶寒，热多寒少，一日二三度发，面有热色，无汗而身痒者，桂枝麻黄各半汤证也。"又云："服桂枝汤大汗出，形似疟，日再发者，汗出必解。此桂枝二麻黄一汤证也。"若日晡所发热，则属阳明。阳明之病，日晡所发热有二因。一由阳衰阴盛，地中水蒸气上出之时，病气与之反抗。一由日暮之时，草木发出炭气，病气与之化合，惟与水蒸气反抗者，不必见谵语，与草木炭气化合者，必有谵语，为其昏气重也。故同一日晡所潮热，而有胃中燥实与不燥实之别，见证同而治法不同，皆当决之于脉。脉滑大而坚实，则为大承气证，若脉但缓而不实，则为桂枝汤证。仲师言浮虚者，不过对上脉实言之，非虚弱之虚也。独怪近人遇"时以汗解，时复发热"之证，不问太阳、阳明，通谓之湿温，日进桑叶、菊花、银花、连翘、石斛、生地等药，即稍近高明者，亦不过能用苍术、白虎，药不对病，庸有济乎。

大下后，六七日不大便，烦不解，腹满痛者，此有燥屎也。所以然者，本有宿食故也，宜大承气汤。

此即吴又可所谓"温病下后不妨再下"之证也。大下后六七日不大便，设中无所苦，但得小便减少，即大便当下。惟烦热不解，腹满痛者，乃可决为阳明燥实之证。盖以本有宿食，下后未尽，与阳明燥气并居，郁久而复炽故也。此惟大承气汤，足以彻其余邪而不嫌猛峻。设畏承气猛峻，而漫用焦谷麦芽、炒莱菔子、焦六曲及瓜蒌、麻仁等味，则阳明伏热，既不能除，肠中燥屎，又不能尽，有精气日渐消耗而至死者，为可恨也。

病人小便不利，大便乍难乍易，时有微热，喘冒，不能卧者，有燥屎，宜大承气汤。

张隐庵谓此承上文"大下后亡津液"而言，是也。津液经硝、黄攻下，水液从大便而出，故小便不利。津液既涸，肠中淋巴微管中乳糜不足，故大便乍难，小溲不利。上焦津液，当还入胃中，下溉大小肠，故大便有时而乍易。设有时微热，而不见喘冒不能卧诸证，则下后虚烦，心中懊恼者，不过栀子豆豉汤证，肠中决无燥屎。惟中脘停滞，吸入之气必促，空气与里热相薄，则病喘冒。阳明者，热甚而目不交睫之谓。阳热郁于中脘而气冲于脑部，故目张而不得眠，与少阴证但欲寐相反，水幽而火明也。此正不待腹中满痛，已可决为当下之证，故亦宜大承气汤。

食谷欲呕者，属阳明也，吴茱萸汤主之。得汤反剧者，属上焦也。

太阳水气，不能随阳外达，流入胃中，即为寒饮。胃中阳热本盛，不能容涓滴之水，饮入于胃，随时化气，从淋巴细管散出，故胃中但有胆汁胰汁（胰亦名脢，西医称为甜肉，在胃之下，与脾连属，中医则通谓之脾）。肝液（味酸者即是）而不能留积外来之水。其所以寝成寒饮者，胆汁少而胃中虚寒也。故食谷欲呕一证，不当据颇欲吐之例，指为阳明之热亦有属吴茱萸汤证者。《金匮》云："呕而胸满者，吴茱萸汤主之。""干呕，吐涎沫，头痛者，吴茱萸汤主之。"可为明证。惟得汤反剧，则是阳明悍热之气，冲激于上。张隐庵谓："火热在上，必水气承之而病可愈。"虽不出方，可以意会，则舍大承气汤而外，宁有治法乎？

太阳病，寸缓、关浮、尺弱，其人发热汗出，复恶寒，不呕，但心下痞者，此以医下之也。如其不下者，病人不恶寒而渴，此转属阳明也。小便数者，大便必硬，不更衣十日，无所苦也。渴欲饮水者，少少与之。水停心下，但以法救之。渴者，宜五苓散。（此条订正）

太阳之病误下成痞者，则太阳标热陷于心下，而关上之脉独浮，是为大黄黄连泻心汤证。关上浮者，阳热在胸中故也。今寸缓关浮尺弱，发热汗出而复恶寒，病不在膈上，故寸缓。肾阳虚，故尺弱。虽关上见浮，胸中阳热独盛，而太阳之表寒未解。夫心下痞而复恶寒汗出者，则又为附子泻心汤证（泻心汤加附子，以救表阳）。不呕而但痞，则心下本无水气可知，故证情与干呕之甘草泻心汤殊异。但太阳误下成痞，虽部位当胃之上口，要不为转属阳明，如未经误下，病人不恶寒反恶热，大渴引饮，表里俱热，乃真为转属阳明也。阳明病法当多汗，然又有肠胃无实热，不能蒸水液成汗，而小便数者，其大便必硬。不更衣十日无所苦，虽硬不可攻之，此时津液不能上承，亦当渴欲饮水，但须少少与之，而不宜过多，所以然者，阳热少而蒸化难也。惟节末"但以法救之，渴者宜五苓散"二语，则殊有未妥。盖此节所论为小便数而阳热不甚之证，设令为水湿中阻，津液不得上承，则以五苓散利其小便。中气既通，内藏津液，自当随阳上达。今小便既数，大便复硬，则其渴为津液内竭。岂有津液内竭之证，而反用五苓散者乎？愚按"少少与之"下，当脱"水停心下"四字。盖津液内竭而渴欲饮水，原不同阳明热盛者易从汗泄，必有水停心下之弊。设水停心下，津不上承而渴，但用五苓驱水下行，然后中气通而津液上达，不治渴而渴自止矣。《太阳篇》云："渴欲饮水，水入则吐者，名曰水逆，五苓散主之。"所谓法也。

脉阳微而汗出少者，为自和也。汗出多者，为太过。阳脉实，因发其汗，出多者，亦为太过。太过为阳绝于里，亡津液，大便因硬也。

脉浮而芤，浮为阳，芤为阴，浮芤相抟，胃气生热，其阳则绝。趺阳脉浮而涩，浮则胃气强，涩则小便数，浮涩相抟，大便则难，其脾为约，麻仁丸主之。

麻仁丸方

麻仁二升　芍药半觔　枳实半觔　大黄一觔　厚朴一觔　杏仁一觔（去皮尖，别研作脂）

上六味，为末，炼蜜为丸，如梧桐子大，饮服十丸，渐加，以知为度。

太阳之传阳明也，曰脉大，曰脉数急。此由太阳浮脉，一变而成内实之脉也。阳明之证，大便固硬，然大便硬者，要不尽为大承气证，此不可以不辨也。夫太阳之气，由卫而达于皮毛，为水分蒸化之汗。由营而达于肌腠，为血分泌出之汗。由三焦而下出膀胱，为水分未经化汗之液。之三者，虽半属人体中废料，其中亦含有阴液，与体中阳气化合，足以排泄外来之风寒。然泄之太过，皆能耗胃中津液，不能溉润大肠，而大肠为之燥结。故三因不同，而同归于大便之难，均之与正阳阳明潮热谵语者，相去悬绝。故仲师分条辨脉，使来学知所抉择。脉阳微则平，阳实则滑大。夫太阳之病，无论伤寒中风，服麻桂汤后，皆当取其微似汗者，病乃随汗而解，故脉阳微而自汗，汗出少者，为自和。自和者，肌表通彻而营卫和也。至于脉微自汗，汗出太多，则阴液必损。因发汗太多，脉阳实而见滑大者，亦为阴液受损，故仲师皆谓太过。阴液外散，则胃中阳热，与阴气隔绝而成燥实，大便因硬，此大便之难，由于发泄肺与皮毛，汗伤卫气，肺阴虚而水之上源竭也。太阳之病，其脉本浮，夫中风之证，皮毛本开，风从毛孔而入，直入肌腠，肌腠皆孙络密布之区，故其病在营而不在卫，即伤寒为病，表解腠理未和者，其病亦在营而不在卫，故病有随经入里，而热入血室者，亦有随阳上出而为衄者，亦有发肌理之汗，取资于血液之分泌者。设因发肌腠之汗，过伤其血液之分泌，或因衄血，或因血结胞中，用抵当汤下后，表病未解，血分既伤，其脉必浮芤相传。血液愈少，胃中益生燥热，而在里之阳热，亦与阴气隔绝，而肠胃燥结，此大便之难，由于开泄脾与肌肉，及衄血蓄血伤其营气，而统血之藏虚也。足阳明胃气，以趺阳为验，浮则为胃气上盛，涩则阴液下消。胃热盛于上，小便数于下，则见浮涩相抟之脉。胃中津液日少，遂成脾约，此大便之难，由于胃火太盛，太阳水气以不胜煎迫而从肾膀泄也。此三证，一由水分伤于皮毛之多汗。一由血分伤于肌理之多汗及衄与蓄血。一由胃火太甚，自伤未曾化汗之水分，而胃中亡其津液。仲师特于第三证出脾约麻仁丸方治者，盖以上二证，治之得宜，必不致大伤水分血分，不似谷胜水负，必待善后之方治也（须知阳绝于里，为厥阳独行。不独表汗太过，血液内亏为阳绝于里，即胃气独盛，小便数而胃中不留水液者，亦为阳绝于里。譬犹狂夫逐妇，恩绝中道者然，故谓之绝。张隐庵乃谓表阳内陷，如绝于里而不行于外者然，所谓以其昏昏，使人昏昏也）。

　　太阳病二日，发汗不解，蒸蒸发热者，属胃也。调胃承气汤主之。（此条订正）

　　太阳病三日，当为二日，谓七日以后也。发汗不解，郄复蒸蒸发热，则病不在表而在里，胃中热而蒸逼于外也。故但需调胃承气已足消融其里热，不似有燥屎者，必需攻坚之枳实也。

伤寒吐后，腹胀满者，与调胃承气汤。

太阳将传阳明，必上湿而下燥，中气不通。上焦水液，蒸化而成痰涎，胃底胆汁不能相容，乃上逆而为吐。吐后腹胀满者，湿去而燥实未减也。故亦宜调胃承气以下之。设肠胃初无宿垢，则上膈阳气既通，中气自能下达，不当见胀满之证矣。

太阳病，若吐，若下，若发汗后，微烦，小便数，大便因硬者。与小承气汤和之，则愈。

太阳之病，所以转为阳明者，必有其因。其不传阳明者，亦必有其因。借如阳脉微者，为阴阳自和，当自汗而解。但阴脉微而阳脉实者，为汗多胃燥，当下之而解。寸微浮，胸痞硬，气上冲咽喉不得息者，为胸有寒饮，当吐之而解。此太阳之病可吐下发汗而解也。惟吐下与汗，皆伤阴液，心营不足，或不免于内烦，使小便不数，虽至懊憹，栀豉汤足以解之。惟小便数而大便因硬，积久将成内实，但因小便数而大便难者，究与阳明壮热而致小便数者有别，故但用小承气汤和之即愈，不待芒硝之咸寒也。

得病二三日，脉弱，无太阳柴胡证。烦躁，心下硬，至四五日，虽能食，以小承气汤少少与，微和之，令小安。至六日，与承气汤一升。若不大便，六七日，小便数少者，虽不能食，但初头硬，后必溏，未定成硬，攻之必溏，须小便利，屎定硬，乃可攻之。宜大承气汤。

此节补《太阳篇》血弱气尽节未备之义，特于《阳明篇》发之也。血弱则腠理开而营气微，气尽则皮毛开而卫气微。血弱气尽为肌表虚，肌表虚则其脉当弱。血弱气尽，固当有邪乘肌表之虚，与正气相抟，结于胁下，往来寒热者，此所谓太阳柴胡证也。夫营卫两虚之证，水气盛，则以不得标阳之化而结于胁下。水气不盛，则以胃热内炽而病烦燥。得病二三日，未过七日之期限，又未经汗吐下，必不致阴液大伤，此证初传阳明，犹当为中气用事，此时胃热上蒸，脾湿乘之，湿热交阻，气机痞塞，故心下硬满，但此心下硬满，原不同误下成痞，大小陷胸及泻心诸汤，俱不可用。正恐下后阴液既亏，上膈之湿热，留积胸中而不去，故必至迟四五日，俟中脘湿邪，渐及化燥，然后得用小承气汤以微和胃气而止其烦躁。六日复与小承气以行其大便，设大便不行，湿邪犹未化也。盖湿之郁于肠胃，若胶痰然，黏腻阻滞，冲激不去，必俟其与燥屎连结成片，乃能一攻而尽。若攻之太早，燥屎去而湿邪独留，有内热不清，久延而不易愈者，所谓欲速不达也。病至六七日，太阳之期已满，而阳明当燥，然小便既少，犹恐湿邪渗入大肠，虽久不大便，胀满而不能食，直肠虽燥，回肠中宿垢，犹不免与湿邪并居。设经误下，则湿邪终不了了，故待小便既利，然后可用大承气以攻之，则湿经化燥，乃不至下后更有余弊。按此节本文，原系"烦躁"，张隐庵解为"烦燥"，致与全节大旨，显相背驰。不然，二三日已口中生燥，何至六七日用承气汤，犹先硬后溏者乎？

伤寒六七日，目中不了了，睛不和，无表里证，大便难，身微热者，此为实也。急下之，宜大承气汤。

张隐庵曰："此为悍热之气，循空窍而上炎者。"《灵枢·动输》曰："胃气上注于肺，其悍气上冲头者，循咽上走空窍，循眼系入络脑，出顑，下客主人，循牙车合阳明，并下人迎。"此胃气别走于阳明。故阴阳上下，其动若一，目中不了了者，乃悍热之气，循眼系而上走空窍。睛不和者，脑为精髓之海，而髓之精为瞳子，悍热之气，循眼系而入脑，故睛不和。大便难而无燥屎，身微热而非壮热，故曰："无表里证。"实热在里，而悍气独行于上，故谓之实。设下之不早，有脑膜爆裂而死者，故当急下。予于张隐庵集注，往往嫌其望文生训，独此节能于《阳明篇》中发明脑部，为中医改进之先声，其功为不可没也（此证轻则颙上痛，重者满头皆痛，西医谓之脑膜炎）。

阳明病，发热，汗多者，急下之，宜大承气汤。

阳明为病，法当多汗发热，故有发热而渴欲饮水者，有汗出多而渴者，胃中之燥不言可知。盖发热为营血热炽，汗多为卫气外张，此证阴虚阳亢，营血热甚则脾精槁，卫阳张甚则肺液枯，须知此发热汗出，为肠胃燥热蒸逼所致。譬之釜底燃薪，则釜中之水，郁热沸腾，而蒸气四出，熄其薪火则沸止，而气定矣。此则急下之义也。张隐庵乃谓："无肠胃之府证，止发热汗出多者，病阳明之别气，非阳明之本气。"说解殊谬。

发汗不解，腹满痛者，急下之，宜大承气汤。

发汗不解，腹满痛，为太阳急传阳明之证。夫太阳阳明合病，原自有胃气不和，胁下硬满，不大便而呕，服小柴胡汤濈然汗出而愈者。亦有汗出多而恶寒，宜桂枝汤发其汗者。又有无汗而喘，以麻黄汤发汗而愈者。若发汗不解，而骤见腹满痛之证，则太阳表病未去，阳明燥实已成。腹满痛为大小肠俱隔塞不通，若不急下，燥气将由大肠蒸逼小肠，有攻之而不能动者，为小肠容积甚隘，而疏导益难为力也。按脐右斜下一寸，大小肠交接处，小肠之末，多一空管，名曰盲肠。设有化物注入，久必溃烂，名盲肠炎，中医谓之肠痈，有大黄牡丹汤、败酱散二方。

腹满不减，减不足言，当下之，宜大承气汤。

腹满一证，寒与宿食之辨耳。腹满不关宿食，则按之不痛，证属虚寒，且寒甚则满，得温必减。故腹满时减者，当与温药，四逆汤其主方也。惟腹满不减则为实，按之必剧痛，即或大小溲时通，有时略减，特减亦甚微，不足言减。宿食之停贮大小肠者，则固依然不去，故宜大承气以下之，而病根始拔，按此条并见《金匮·腹满》篇，参考之其义自见。

阳明少阳合病，必下利，其脉不负者，为顺也。负者，失也。互相克贼，名曰负也。脉滑而数者，有宿食也，当下之。宜大承气汤。

少阳一经，所以主疏泄者有二。一系手少阳三焦，上中二焦属淋巴管，所以排泄汗液。下焦属肾与膀胱，所以通调水道，故古称少阴为寒水之藏。一系足少阳，胆寄肝叶中，与胃为同部，居胃之右，而胆管注于十二指肠之端，与胃底连属。胆汁助消融水谷，实从胃底幽门渗入，而十二指肠必先受之。阳明少阳合病，必自下利者，胃底胆汁，合胃中宿垢而下陷也。少阴篇"少阴病，自利清水色纯青"者即此证。色纯青为胆汁，胆主疏泄，故必自利。其脉不负者为顺，盖惟见弦急滑数而不见少阴微细之脉，犹为少阳阳明正脉。夫少阴负跌阳为顺，即跌阳负少阴为逆，为其水寒而中阳败也。且少阳负跌阳为顺，即跌阳负少阳为逆，为其中气不和而胆火上逆也。惟脉滑而数，乃为阳明正脉，而不见少阳之弦急，并不见少阴之微细，乃为有宿食之脉。《金匮》云："下利脉滑者，当有所去，大承气汤主之。"此即其脉不负之说也。

病人无表里证，发热七八日，虽脉浮数者，可下之。假令已下，脉数不解，合热则消谷善饥，至六七日不大便者，有瘀血也。宜抵当汤。

发热汗多为阳明表证，腹满痛为阳明里证，此其易知者也。惟不见表里证者，最难辨别。前于三急下之第一证，已明举其例。发热七八日，已在太阳传阳明期内，脉虽浮数，法在可下，所以然者，热在肠胃，其势反缓，热在气分，其势反急。急下证之热冲脑部致目中不了了者，皆气分之上逆为之也。惟脉之脉数，本属表热，今以下后，浮去而数不解，阳热并居于中脘，即有消谷善饥，六七日不大便者。设令两足无力，则为肺热叶焦之痿躄，仍宜大承气汤（此证予屡见之）。若能食知饥，不大便而但见少腹满，按之硬，脉滑而数者，乃为蓄血。予在斜桥治汪姓一证亲见之。予始用桃核承气下之，大便紫黑，少腹软而满尚未减，后用大黄䗪虫丸，久久方愈，乃知仲师抵当汤方治为不可易也。世有畏方剂猛峻而改用轻剂者，请以是为前车之鉴。

若脉数不解，而下不止，必协热而便脓血也。

此承上节推言脉数不解之变证也。脉数为有热，《金匮》云："下利脉数，数而渴者令自愈。设不差，必圊脓血。"所以然者，热郁在里，必伤其血。设不下利，则伤及胞中血海而为少腹硬满之蓄血证。若下利不止，则久久必圊脓血（近人谓之赤白痢），此下利亦为热证。予治赤白利下，按其腹痛益剧者，多以大承气汤取效，间亦有转为寒证而用四逆、理中取效者。往往附子、干姜至四五钱，惟此证喜按，按之则不痛，其脉必沉迟而不见浮数，用白头翁汤多死。盖病之转移，倏忽万变，殆未可以胶柱而鼓瑟也（《金匮》原有桃花汤方治，以去湿和中）。又按西医以伤寒第一期为肠窒扶斯，为太阳失表内传阳明之燥矢证（即大承气证）。甚则为肠出血，即下利赤色者（热则为承气证，寒则为四逆证），并谓伤寒杆菌喜宿于肠内，此为大误。中医向无病菌之说，而治疗法常于病气在肌表先行发汗，一汗之后，病机已去，可见其初即有病菌，决不宿于肠间而宿于汗孔，故能于开泄肌表之时，一汗而排泄殆尽。惟其失表，杆菌之在汗孔者，渐入血络，由血络渐入肠中，乃有肠出血之证。张隐庵以此条协热，为协经脉之热。便脓血，为经脉之血化而为脓。虽由凭虚推测，于病理要为不谬也。

伤寒，发汗已，身目俱黄，所以然者，以寒湿在里不解故也。以为不可下也，于寒湿中求之。

伤寒为病，有火劫发汗，伤其血液，血色见于皮外而其身发黄者。有阳明之燥已成太阴之湿未化，湿热内蕴而发黄者。有胆汁外溢，郁于皮里膜外而病阳热无实之发黄者。有无汗小便不利而成水湿内蕴之发黄者。要未有发汗之后，反见身目俱黄者，盖阳明之病未成，必由胃中阳热迫水液成汗，然后胃中化燥，故发热汗多属阳明。其上膈津液未曾化汗者，则为痰涎，故颇欲吐，亦属阳明。先湿而后燥，故阳明中气反为太阴寒湿。发汗之后，不能发黄，其所以发黄者，必由发汗之后小便不利。太阴篇云："脉浮而缓，手足自温者，系在太阴。若小便自利者，不能发黄。"然则仲师于本条所谓以寒湿在里不解者，即小便不利之说也。寒湿在里，未曾化燥，无论三承气汤皆不可用，即麻仁丸亦在禁例。脉浮者宜麻黄加术汤。脉浮身重者，宜防己黄芪汤。水气在皮中，宜白术附子汤。所谓于寒湿中求之也。

伤寒七八日，身黄如橘子色，小便不利，腹微满者，茵陈蒿汤主之。

伤寒七八日，为太阳初传阳明之期。身黄如橘子色，则非湿家如熏黄之比。然阳明之中气未尽化燥，必有小便不利而腹微满者。虽黄色鲜明，似乎阳热用事，而湿与热并居于腹部，故亦宜茵陈蒿汤，使湿热从小溲而出，则湿减热除而黄亦自退矣。

伤寒身黄，发热者，栀子柏皮汤主之。
栀子柏皮汤方
栀子十五枚　甘草一两　黄柏二两
上三味，以水四升，煮取一升半，去滓，分温再服。

伤寒化热，惟阳明腑证为多，其有不即化热者，则为太阴寒湿，以阳明中气为太阴故也。间有热胜于里与湿并居者，则为阳明湿热，以胃热未遽化燥，犹未离乎中气之湿也。独有身黄发热者，阳气独行于表，而初无里湿之牵掣，则为太阳阳明合病于肌理，而为独阳无阴之证，故但用生栀子以清上，生甘草以清中，黄柏以清下，则表热清而身黄去矣。

伤寒，瘀热在里，身必发黄，麻黄连轺赤小豆汤主之。

麻黄连轺赤小豆汤方

麻黄二两　连轺二两　赤小豆一升　生梓白皮一觔　杏仁四十枚　大枣二十枚　生姜二两　甘草二两

上八味，以潦水一斗，先煮麻黄，再沸，去上沫，内诸药，煮取三升，去滓，分温三服，半日服尽。

伤寒为病，起于表寒，血热内抗，因生表热。血为脾所统，散在孙络，而密布于分肉之中。表热不从汗解，与太阴之湿并居，乃为瘀热在里，肌表为之发黄。麻黄连轺赤小豆汤，连轺以清上热，生梓白皮以清相火，赤小豆以去里湿，加麻黄、杏仁以疏肺与皮毛，大枣、生姜、甘草以助脾阳，使里气与表气相接，则湿随汗解，而里热不瘀矣。按此方连轺、赤小豆、生梓白皮合桂枝麻黄各半汤，而去桂枝、芍药。以卫气之阻，表汗不出而君麻黄。以营气虚而生热，而去桂芍。以一身上下皆热，而用连轺生梓白皮。以瘀湿成热，毒留血分，而用赤小豆（《金匮》下血用之，痈脓亦用之，可证也）。又非以上三证之发黄，所可混同施治矣。

少 阳 篇

少阳为病，口苦，咽干，目眩也。

少阳一经，不能独病，而其端常合于阳明。盖胃底原有胆汁，胃气逆，则胃底胆汁上冒而口苦。胆火上灼胃管，故咽干。胃热合胆火上熏于脑，故脑气一时昏阔，因而目眩。但口苦咽干，尽人能辨之，惟目眩则向无确解。张隐庵据六元正纪论云："少阳所至，为飘风燔燎。"以为风火相煽，似也，但病理虽明，病状未晰。予前十年，治同乡季仲文病亲见之。虽少阳病之目眩，未必一端，要不可谓非目眩之确证。予于上午诊视，即知其为口苦咽干，至日晡所，病者在卧榻，见人视其疾者，皆若有骇怪之状。问其故，则曰："来者面目悉如垂死之状。"何也？盖此即所谓目眩也。抵暮，予至其寓，审其状，少阳证具，因用小柴胡汤，是夜吐出胆汁数口而愈。夫病以汗下解者为多，以衄解者，已不多觏。不意少阳之证，竟有吐胆汁而解者，是亦足以补仲师之缺也。

少阳中风，两耳无所闻，目赤，胸中满而烦者，不可吐下，吐下则悸而惊。

足少阳之脉，起于目锐眦，支脉从耳后入于耳。手少阳从耳后入耳中，出耳前，过客主人前，交颊至目锐眦。风邪中于上，故头先受之。风阳随经入耳，故两耳无所闻。风阳由目眦入目，故目赤。胆火上逆，故胸中满而烦。胸中满，非太阳失表，水气溜于膈上，故不可吐。烦非胃中燥实，故不可下。

误吐误下，虚其津液，于是心营伤于吐，脉必代而心必悸。胆汁虚于下，则怯弱多恐，神魂惊惕而不宁。悸则怔忡不定，惊则梦寐叫呼。悸为炙甘草汤证，以心营虚也。惊为柴胡龙骨牡蛎证，以胆气弱也。救逆之方，已详太阳篇中，故仲师于本篇不出方治，善读者当自悟之。火邪之桂枝去芍加蜀漆龙牡救逆汤，水饮之半夏麻黄丸，不在此例。

伤寒脉弦细，头痛发热者，属少阳。少阳不可发汗，发汗则谵语，此属胃，胃和则愈；胃不和，则烦而悸。

医道之失坠，固由于传授之不精，而误于认脉者，亦复不少，即以弦脉论之，今人皆知弦为肝胆之脉矣。肝为藏血之藏，禀少阳胆火以上交于心肺，下达于肾脏，而养一身之筋，故其气专主条达。其应于脉也，以条畅柔和为无病之脉，而非病脉也，故按之如循长竿梢。若弦脉之属于少阳者，为疟，为饮邪，为水气，为胁下偏痛。夫疟脉自弦，以汗液积于皮里膜外，而太阳寒水非一汗所能尽也。痰饮脉弦者，以寒水留于上膈，久久化为痰涎也。水气所以脉弦者，以卫气不行于外，而水走肠间也。胁下偏痛所以脉弦者，以水气阻于肾关而不达下焦也。况寒疝脉沉弦者，当下其寒。合诸证观之，则弦脉属于少阳，手少阳三焦为多。盖手少阳三焦与足太阳相合，上中二焦属淋巴管，分析而不归系统。水气化液外出于皮毛，自肾以下，始有系统，为肾膀管，水由肾藏下泄于膀胱。《金匮》言："肿在腰以上，当发其汗。肿在腰以下，当利小便。"职此之由，独至少阳自病之伤寒，脉见弦细而头痛发热者，则病不在三焦而在胆。不似沉弦之为寒，弦滑之为饮、为疟，弦紧之为水，系在太阳三焦也。弦而细，则为无水气之脉。盖太阳寒水气盛，则从寒化，寒水气衰，则从燥化，故太阳与少阳合病，常有胁下偏痛者。独少阳自病，往往与阳明相系，为其从燥化也。盖水液充牣于皮毛肌腠，则病太阳寒水，恶寒而体痛。水液不充，则寒从表受，热从里抗，则病少阳相火而头痛发热。所以然者，寒气以肌表液虚，外不能固而直犯中脘，胆汁由十二指肠之端溢入胃中者，其亢热之气，乃以有所压迫而上冲脑部，是为头痛，而其痛必在巅上。太阳病之发于阳者，亦当发热，但其证必兼恶寒发热，而不恶寒，其不为太阳可知，且阳明发热，法在多汗，今则阳热未甚而不见汗出，其不为阳明又可知。参核于二者之间，则其为少阳无疑。胆火本以津液不充之故，郁而上冒，以至头痛发热。若更以发汗损其胃液，则胃底胆汁挟胃中浊热上冲脑部，而心神不能守舍，因发谵语。但此证究非胃家实，不同潮热满痛，故津液还入胃中，则胃气和而愈。津液不还，则燥气熏于膈上，心营耗损，烦热而动悸，此证脉结代，则炙甘草汤主之，否则小建中汤亦主之。救逆之法，已详太阳篇中，故仲师于本条不赘。独怪近人一见弦脉，便称肝阳，蒺藜、滁菊、金铃子、延胡索、沉香片、广郁金、金石斛、石决明、羚羊角、左牡蛎、青龙齿、柴胡、白芍等，杂凑成方，吾正不解其所治何病也。

本太阳病不解转入少阳者，胁下硬满，干呕不能食，往来寒热。尚未吐下，脉沉紧者，与小柴胡汤。

太阳之病，脉本浮紧，太阳失表，汗液不泄，水气从淋巴管汇聚胁下（肾脏寒湿停阻，不得从输尿管下泄膀胱），因病硬满。水气入胃，胆汁不相容纳，则为干呕。胃气不和，故不能食。水邪注于胁下，阳热抗于胃底，故往来寒热。此证若经吐伤中气，气逆脉促，则宜生姜半夏汤以和中气。若经误下，水气与标热结于心下，则为痞，痞当从下解，故以泻心汤下之。其未经吐下而胁下硬满，则所病犹为太阳水气，故宜小柴胡汤以汗之。要其脉之沉紧，为紧反入里则一也（少阳忌吐下，此条为未经吐下而设，本篇缺吐下后两证治，特补出之）。

若已吐下发汗温针，谵语，柴胡证罢，此为坏病，知犯何逆，以法治之。

谵语有二，一为胃家燥实之谵语，一为热入血室之谵语。盖汗吐下温针，皆能坐耗水液。水液耗，则胃中与血分并生燥热，阳热上冲于脑，脑为心神所寄，一有感触，则心神外亡，于是轻则为谵语，甚则为惊狂。故有先时极吐下，胆胃上逆脑部而发谵语者，则刺期门以泻之。有火劫发汗而发谵语，小便利者，宜大承气以下之（仲师未出方治）。总之误用汗吐下温针，非病胃燥，即为血热，治法俱在太阳篇中，故曰："以法治之。"胃燥之证，轻则小承气，略重则调胃承气，最重则为大承气。血热之证，轻者刺期门，重者桃核承气，尤重者抵当汤，随证施治可也。

三阳合病，脉浮大，上关上，但欲眠睡，目合则汗。

三阳合病，太阳之病转入少阳阳明也。阳明之脉本大，太阳未罢，故浮。

上关上者，左关属胆，右关属胃，胃底胆汁，合胃浊并生燥热，故浮大之脉，独甚于关上。湿热盛于肌腠，故但欲眠睡。肌腠为孙络密布之区，属营分，湿热在营分，故目合则汗（营气夜行于阴，以夜则为卧寐之时，卫阳内敛，营气外浮也。汗随营气外泄，故目合即汗）。此证若胃中燥实，则汗为实热所致，宜大柴胡汤。若无胃实，则汗为胆中虚热，宜柴胡龙骨牡蛎汤。

伤寒六七日，无大热，其人燥烦者，此为阳去入阴故也。

少阳病至六七日，已经一候，为当传三阴之期。但少阳一证，传太阴者绝少，盖太阳一证，寒水当从汗解，汗出不彻，阳热转入阳明。汗液未泄者，遂并入太阴之湿。阳明之燥气上熏，膈上痰涎乃郁而欲吐，故太阳篇以颇欲吐者为传。设阳明阳热不盛，亦有太阳之后，即传太阴者，所谓于寒湿中求之也。少阳之传，不入少阴，即入厥阴，所以入少阴者，则由手少阳三焦传入（腰以上为淋巴管，腰以下为输尿管）。三焦主水道，外散为汗，下泄为溺，皆恃相火为之排泄。相火日消，则水藏不温，由是水藏固有之元阳，遏于寒水而不能外达，故有"吐利，手足逆冷，烦燥欲死"之吴茱萸汤证。所以入厥阴者，则由足少阳胆传入（胆管下注十二指肠之端，正当胃底幽门，故胃底有胆汁）。胆汁取资于肝藏之血液，助胃中消化，为生血之源。血之温度最高者，为其中含胆火也。胆火虚，则其血不温。肝脾俱寒，而生阳垂绝，故有"脉微，手足厥冷而烦燥，灸厥阴而脉不还"之死证。盖此二证，阳回则生，阳绝则死，较浮阳暴越之烦燥用干姜附子汤、茯苓四逆汤者，尤为危笃。本节无大热而烦燥，实为少阴、厥阴两证之渐，故仲师以为阳去入阴，盖其始则为无大热，其机即有逆冷厥冷之变。易曰："履霜坚冰至。"盖言渐也。太阴为纯阴无阳，不当有烦燥之证，故不在此例。

伤寒三日，三阳为尽，三阴当受邪，其人反能食而不呕，此为三阴不受邪。

伤寒以二十一日为三候，三候相传，则三阳经尽，而当入三阴，此以最甚者言之耳。《太阳篇》云："七日以上自愈者为不传。"则太阳之病，原不必传阳明、少阳，则二十一日以后，三经尽而不传三阴者，亦为伤寒通例。但必胃中胆汁与胰液、肝液相和，乃为能食而不呕，是亦太阳伤寒七日以上自愈之例也。

　　伤寒三日，少阳，脉小者，欲已也。

　　此节承上不传三阴而更言其脉也。伤寒第三候属少阳，"少阳"二字，自成一句，与"脉小者"三字，不相连属。按少阳自病，则其脉弦细，细非小也。但弦急之中，脉细如丝耳。太阳转少阳，则脉沉紧，沉非小也。但太阳内陷，浮紧者，转为沉紧耳（二脉皆实而有力）。至三阳合病，则脉浮大。浮大者，阳热炽盛也。凡病热度增高则病进，而血热益张，其脉益大，至于病势渐减则热度渐低，脉亦较和，故脉小为欲已。此盖统三阳言之，特于《少阳篇》举其例耳，非专指少阳言之也。

　　少阳病，欲解时，从寅至辰上。

　　寅至辰上，为夜气清寒，至晨光微露之候，此时群动皆息，人于此时亦志气清明而坦白。孟子所谓夜气及平旦之气也。清露既降，草木养气渐次萌动。少阳为病，为郁勃不宣之气，得此时清平和缓之气以调之，而郁勃之气当解。此少阳之欲解，所以从寅至辰上也。诸家牵涉五行衰旺，不可通。

太阴篇

太阴之为病，腹满而吐，食不下，自利益甚，时腹自痛。若下之，必胸下结硬。

太阴为湿土之藏，属脾。湿注太阴所主之腹部，则腹为之满。湿流于胃，胃不能受则吐。湿停中脘，则食不下。湿渗大肠，则自利益甚。寒湿在下，故腹时痛。湿为黏滞之物，固非如燥矢之一下即去。若湿邪犹在上膈，下之转病结胸。此证腹满自利腹痛，皆四逆汤证，惟下后胸结硬者，宜大陷胸汤，为其痰湿在上，非得甘遂硝黄，不足以破其坚壁也。

太阴中风，四肢烦疼，阳微阴涩而长者，为欲愈。

中风一证，病由虽出于太阳，而其病气，则常合于太阴。所以然者，则以风邪泆于肌肉，即内应于脾也。但此证阴寒则死，阳回则生。脾主四肢，阳回故四肢烦痛。脉右三部为阳，属气与水。阳脉微，则水气渐减。左三部为阴，属液与血。阴脉涩，则津液不濡。设阳微阴涩而见短促，则为血分枯燥，为阳热太过。若阳微而不大，阴涩而不滑，中见条达之脉，则湿邪去而正气渐复之象也。故为欲愈。

太阴病，欲解时，从亥至丑上。

太阴为病，当以地中蒸气为验。日晡所为阳微阴长之候，地中蒸气上升，病湿者每感此气而加剧。若亥至丑上，为阴中之阴，风静露凉，地中蒸气至此，既行消歇，故太阴之病欲解，常以此时为验也。张隐庵乃谓："太阴为阴中至阴而主开，亥者阴之极，丑者地气开关。"直似阳明谵语，令人无从索解。

太阴病，脉浮者，可发汗，宜桂枝汤。

脉浮缓可发汗，宜桂枝汤，此太阳中风方治也。此何以决其为太阴病，以曾见"腹满而吐，食不下，自利，腹痛"之证言之也。脾主肌肉，太阳中风，风着肌肉而内应于脾，故用助脾阳之姜枣甘草以发之，语详太阳当篇中。以太阴病而见浮脉，则湿邪正当从太阳外泄，客从大门入，还当送之使出也。

自利不渴者，属太阴，以其藏有寒故也，当温之，宜服四逆辈。

湿邪渗入大肠，则为自利，使湿邪渐减，胃中必生燥热，于是有自利之后而转为燥渴者。至于不渴，则其为寒湿下利无疑。曰藏有寒者，实为寒湿下陷大肠，初非指脾藏言之。盖此证必兼腹痛，按之稍愈，用大剂四逆汤，可以一剂而愈，不待再计而决。盖寒阻而腹痛者，其气凝滞而不化，必待温药和之而气机始通也。

伤寒脉浮而缓，手足自温者，系在太阴。太阴身当发黄，若小便自利者，不能发黄。至七八日，虽暴烦下利，日十余行，必自止，以脾家实，腐秽当去故也。

伤寒脉浮缓，本为太阳中风证，其病起于风中肌理，汗液不得外泄。汗出不彻，则太阳之水与太阴之湿并居，故曰系在太阴。按太阳之传阳明，必先病湿，七八日化燥，乃为阳明承气汤证。或七八日暴烦下利，日十余行，则仍为太阴将自愈之证，但病之传变，以小便之利不利为验。使小便不利，则身必发黄，而为茵陈蒿汤证。惟小便利者，虽同一不能发黄，不传阳明，必从太阴自利而解，盖脾家实而腐秽当去，与服调胃承气汤微溏，其义正同。但使湿与热从大肠下泄，而已无余病，此太阴之病，所以同于阳明，而两存其说也。今人但知三阳之后，始传太阴，皆非能读仲景之书者。仲师云："阳明为中土，万物至此，无所复传。"可见阳病传阴，皆为药所误耳。

本太阳病，医反下之，因尔腹满时痛者，属太阴也，桂枝加芍药汤主之。大实痛者,桂枝加大黄汤主之。

桂枝加芍药汤方

桂枝三两　芍药六两　甘草二两　生姜三两　大枣十二枚

上五味,以水七升,煮取三升,去滓,分温三服。

桂枝加大黄汤方

即前方加大黄二两

太阳桂枝汤证,本应发肌理之汗,所谓"发热有汗,解外则愈"者也。设不解其外而反攻其里,肌理中未尽之汗液,尽陷为太阴寒湿,由是腹满时痛。设验其病体,按之而不痛者,桂枝倍芍药以止痛,使其仍从肌理而解。若按之而实痛者,则其肠中兼有宿食,于前方加大黄以利之,使之表里两解。然后病之从太阳内陷者,仍从太阳而解。益可信太阴之病由,直接太阳,不在三阳传遍之后矣。

太阴为病,脉弱,其人续自便利。设当行大黄、芍药者,宜减之。以其人胃气弱,易动故也。

病至脉弱,则血分中热度已低。芍药苦泄,能达血分之瘀,若脉道不充,按之而见虚弱,则血分不能胜芍药之疏泄,故于当用桂枝汤之证,芍药当减其分两。设其人续自便利,则太阴之湿,便当从自利而解,间亦有宿食未尽,腹中满痛,当用大黄者,分剂亦当从减。所以然者,以肠中本自通利,不似大实满者之难于见功,必得重用大黄。仲师言:"胃气弱,易动。"亦谓肠中通而宿食易去,原非有深意存乎其间,指桂枝加大黄证言之,非指倍芍药证言之也。

少 阴 篇

少阴之为病，脉微细，但欲寐也。

阴寒之证，血为水气所败而热度低弱，故脉微细。阳热主动而阴寒则主静，故但欲寐。黄坤载谓："脉微细必兼沉。"说殊有理。盖沉为里寒，如井水之无波，如坚冰之无气，故于法当温而不当发汗。少阴无表热，惟脉沉反发热者，为太阳少阴表里同病（太阳寒水属三焦，自腰以上有淋巴微管，自腰以下直达膀胱，乃有淋巴系统，腰中即足少阴藏。太阳标热本寒，寒水下陷少阴之藏，标热外出皮毛，故表里同病），有麻黄附子细辛汤一方。得之二三日，无里证者，有麻黄附子甘草汤一方。所谓无里证，少阴虽见虚寒，而太阳水气，尚未化为痰湿也。故但用开表之麻黄，温藏之附子，而无俟细辛以除饮。外此则"脉沉者，宜四逆汤。""身体痛，手足寒，骨节痛，脉沉者，宜附子汤。""下利脉微者，与白通汤。""利不止，厥逆，无脉，干呕而烦者，白通加人尿猪胆汁汤。""腹痛，小便不利，四肢沉重疼痛，自下利者，宜真武汤。"亦有寒饮干呕者，宜四逆汤。盖温里方治为多焉。大抵少阴一证，寒极则死，阳回则生，是故同一恶寒蜷卧，手足温者可治，而逆冷者不治。但举一端，可以得其要领矣。

少阴病，欲吐不吐，心烦，但欲寐，五六日，自利而渴者，属少阴也。虚故引水自救。若小便色白者，少阴病形悉具。小便白者，以下焦虚，有寒，不能制水，故令色白也。

少阴病欲吐不吐，三焦水道，因寒停止，蒸气不得上行也。水气不得上行，则上膈燥而不润，心营因燥而烦也。但欲寐者，阴寒在下而阳气不宣也。寒水在下，故自利。下寒则蒸气不得上行，故口燥渴。膈上下津液皆虚，所为引水自救也。考久病之人，小便必黄者，阳气未绝于内也。至下焦虚寒，不能制阴寒之水，则肾阳已绝，故不受阳热蒸化，而小便反白。固知久病而小便色白者，皆危证也。脉微细而沉，利不止，厥逆，干呕而烦，故曰少阴病形悉具。上有虚热，下有实寒，遽投热药，必将倾吐而出，非用苦寒之猪胆汁，及咸寒之人尿，引之下行，恐不能受，夫惟曲以调之，乃能尽白通汤之力而收其效。但令肾水得从温化，蒸气上行，则心烦燥渴愈。下行之小便，亦将色变矣。

病人脉阴阳俱紧，反汗出者，亡阳也。此属少阴，法当咽痛而复吐利。

脉右三部主水与气，属阳。左三部主精与血，属阴。脉之阴阳俱紧者，惟太阳伤寒无汗者有之，以其寒邪薄于外，血热抗于里，相持而不相下也。若见此脉而反汗出，则非表寒外束，而实为孤阳外越。孤阳外越者，阴寒内据，阳气外脱而不归其根也，是故不在太阳而属少阴。虚阳在上，故咽痛。阴寒在下，故吐利。此与上节略同，为假热实寒证。盖亦白通汤加人尿猪胆汁之证也。

少阴病，下利，咳而谵语者，被火气劫故也。小便必难，以强责少阴汗也。

太阳寒水，以少阴肾脏为关键，寒水不能不作汗外泄，乃下陷于寒水之藏，由下焦直泄膀胱。夫惟寒水壅阻，一时肾膀胱管中不能容纳，乃溢入回肠而为自利，此下利所以为少阴之本病也。惟咳而谵语，则为少阴证所本无。揆其所以至此变证者，则以火劫发汗之故。火劫发汗则阳气张，燥热上薄于肺则咳，燥热迫胃中津液外泄，则胃热上蒙脑气，昏暗而为谵语。阳热张于上，吸其下行之水道，故小便难。譬之打火管者，细微之火气在管中，能吸住人体，令毛孔中寒湿出于皮外，此证浮阳因火上浮，吸其下行之水，亦犹此也。愚按下利者决不谵语，已见谵语，当不复下利。此节当云："少阴病，下利，咳而谵语者，被火气劫故也。"则本病变病，较然分晰。窃意咳而谵语，当用调胃承气汤，使腑滞下行，则燥热之气除，而咳与谵语可止，如是，则火气不吸引于上而小便通矣。

少阴病，脉细沉数，病为在里，不可发汗。

少阴为病，由太阳寒水下陷三焦，此时腰以上淋巴微管，阳气渐减，不与肌理毛孔相接泄为汗液。故脉细而沉数者，寒水下陷，孤阳将脱之象也。若更以表寒之故，误认为表阳不足，误用麻桂，而强责汗液外泄，势必阳气散亡而不归其根，而恶寒益胜。仲师所以有不可发汗之戒也。

少阴病，脉微，不可发汗，亡阳故也。阳已虚，尺脉弱涩者，复不可下之。

少阴一证，血分中热度既低，不能外达肌理，水分中阴寒凝沍，不能外达皮毛。脉微则无阳，于无阳之证而发其汗，则阳气以外散而益薄，如烟之散，如火之减，其人固已死矣。脉涩则血少而阴竭，于血少阴竭之证而下之，则阴血以下而益燥，如木之枯，如草之萎，而其人又死矣。此阳微所以不可发汗，阴虚所以不可下也。按《太阳篇》："尺中脉微，此里虚，须表里实，津液自和，便自汗出愈。""脉涩为汗出不彻，更发汗则愈。"脉象与此二证略相似，特此为太阳证言之耳。若已传少阴，则不惟脉微者当温，脉涩者亦当温。盖温则有气，气发则阴生，滋阴则无气，无气则阴不生。《内经》言："劳者温之。"正此意也。

少阴病，脉紧，至七八日，自下利，脉暴微，手足反温，脉紧反去者，为欲解也。虽烦下利，必自愈。

淋巴系统水液壅阻，不得阳气以和之，则阴寒隔塞不通，如坚冰积雪，久而益硬，故其脉沉弦而搏指，名之曰紧。脉之所以紧者，与寒犯太阳之浮紧同，阴邪外迫而阳气内抗也。少阴病脉紧至七八日，已过一候，使一候之中，阳气当回，借如严冬暴寒，三五日必渐回暖。此证寒去利下，肠胃中凝沍积垢，与寒水俱从大便宣泄，如冰之解，如雪之消，而川谷潺湲矣。阴寒不见压迫，即里阳不复抵抗，脉因暴微，阴寒内解，里阳外达，故手足反温，脉紧反缓。虽至发烦下利，必不至死，此少阴一证，所以阳回即生也。益可证前条脉微脉涩者，皆非温药不治矣。

少阴病，下利，若利自止，恶寒而蜷卧，手足温者，可治。少阴病，恶寒而蜷，时自烦，欲去衣被者，可治。

少阴为病，独阴无阳，为必死之证。下利而利自止，则寒水已去而微阳当复。恶寒蜷卧，为少阴本病。设恶寒蜷卧而手足逆冷，利虽自止，此证尚不可恃。所以然者，脾胃主四肢，脾胃绝，故四肢冷，《内经》所谓："无胃则死也。"惟手足温，则中阳未绝，投以四逆汤大剂，可以克日奏功，故云可治。但亦有恶寒蜷卧而不下利者，譬之冬令雨雪不甚，虽当阳回冰泮之期，绝无潦水流溢。时自烦者，阳回之渐。欲去衣被，则阳气勃发之象也。盖人之一身动作，奋发则毗乎阳，幽昧则毗乎阴，方其恶寒蜷卧，一幽昧纯阴之象也。时自烦，则郁而欲动矣。烦而欲去衣被，则心气勃发，皮毛肌腠，阳气充溢矣。此证水气不从下消，当从汗解，但用桂枝加附子汤，便当一汗而愈，故亦云："可治也。"

少阴中风，脉阳微阴浮者，为欲愈。

中风之证，由太阳而系在太阴，故病发于肌理，内应于脾藏。肌理不解，太阳水气，乃由手少阳三焦（即淋巴输尿管之原名）而陷少阴之藏。此证脉本浮缓，及水气下降，脉必沉而紧。若右三部阳脉见微，则水气不甚可知。左三部阴脉见浮，则在里风寒不甚又可知。故知其欲愈也。

少阴病，欲解时，从子至寅上。

天将大明，必极昏闇，星芒炯炯，犹未也。气将转阳，必极阴寒，雾露不收，犹未也。自子至寅上，天光渐极昏黑（俗称寅卯不通光），阳气益复敛束（俗名五更寒），乃晦极将明，阴极转阳之大机也。少阴病之但欲寐蜷卧，一昏闇之象也。恶寒脉微细，一独阴之象也。乃蜷卧者忽然欲去衣被，恶寒者忽然发热内烦，是即少阴病之转机。今以晦极将明、寒极将回之证，必于晦极将明寒极将回时验之，故必从子至寅上，不见昏闇阴寒之象，方可信为欲解。否则日之方中，阳气甚隆，寒病遇此，何常不稍稍和暖，然天阳一过，而证情如故矣，岂可恃为欲解乎？

少阴病，吐利，手足不逆冷，反发热者，不死。脉不至者，灸少阴七壮。

太阴、少阴为病，多由太阳寒水内陷。陷于脾，则并胃中宿食下走大肠而为自利，其状如涂泥，证属太阴。陷于肾，则并手少阳三焦而为病。上中二焦，属淋巴微管。淋巴微管中水液泛溢四出，胃不能受，则上逆而为吐。下焦属淋巴系统（即输尿管），淋巴系统水道横流，不及输泄，则混入大肠为利，其状如河决堤，证属少阴。一则为溏泄，一则为洞泄，此太阴、少阴之辨也。惟人一身之阳热，内藏于血，水受血热蕴蒸，乃化为气、为汗、为津液、为溺、为白细胞。血中热度渐低（不足华氏九十五度），水乃渐寒，寒则泛滥，于是上吐而下利。手足及全身肌肉，皆受气于统血之脾藏，血中热度愈低，则手足俱冷，而一身肌肉俱寒。所以然者，为其一身之水液，一如严冬溪涧生气灭绝也。惟手足不逆冷反热者，为不死之证，虽脉不至，但须灸足少阴太溪穴七壮。太溪在外踝后跟骨上，切姜成片，烧艾绒以灸。艾一团为一壮，使隔绝之里阳，与表阳相接，病必无害。盖火气虽微，使血行脉中，则甚有力，观《太阳篇》微数之脉节，当自悟之。

少阴病，八九日，一身手足尽热者，以热在膀胱，必便血也。桃核承气汤主之。（此条订正）

此证与小便色白者相反。寒水太盛，则表证为手足逆冷，为恶寒蜷卧。里证为下利不止，为小便色白。所以然者，以一身之血分热度低弱，不能蒸化水液故也。若少阴无阳之证，延至八九日，忽然一身及手足尽热，此即上节谓"手足不逆冷，反发热不死"之证也。然后文突接以"热在膀胱，必便血也"二语，殊难解说。夫一身肌肉及手足，皆微丝血管及经脉流行之处，皆为脾藏所主，则一身手足尽热，似与膀胱绝无干涉。不知血分热度增高，水液必受灼烁，故久病发热之人，小便必黄赤而短。今以寒尽阳回之证，水气渐微，一身阳热蕴蒸，始而小便短赤，继而大便坚而色黑，热乃由肾及膀胱。胞中血海遇湿热郁蒸之气，势必化为瘀血，外见少腹胀满硬痛之证。此与本篇三急下证大同小异，皆寒尽阳回之证，当下以桃核承气汤，使瘀血从

大便而出，其病乃愈。然则本文"必便血也"下，当是脱去"桃核承气汤主
之"七字。如此，则本文"以"字文义，方有着落。以之为言，因也。盖因
蓄血之证，原不能自行便血，其中自有治法在。若以为桃花汤证，则大误矣。

少阴病，但厥，无汗而强发之，必动其血，未知从何道出，或
从口鼻，或从目出者，是名下厥上竭，为难治。

少阴为病，但厥无汗，为阴寒在里，阳气不能外达，此本四逆汤证，但
温其里寒，水得温自能作汗。若强发其汗，三焦水液既少，不能供发汗之用，
阳热随药力暴发，必牵动全身阳络，血随阳升，一时暴决而出于上窍，如黄
河之溃堤，平吾山而溢巨野，不能限其所之，故或从口鼻出，或从目出，卒
然难以预定。气脱于下，血冒于上，脱如垂死之离魂，冒如大辟之去首，脱
者不还，故曰厥。冒者立罄，故曰竭。阴阳并脱故称难治。此与妇人倒经败
血出于口鼻者，固自不同，鄙意当用大剂炙甘草汤以复既亡之阴，复重用龙、
牡、姜、附以收散之阳，或能于十百之中，挽救一二。此亦仲师言外之微
旨也。

少阴病，恶寒，身蜷而利，手足逆冷者，不治。

少阴病恶寒，表阳虚也。身蜷而利，里阳虚也。手足逆冷，中阳不达四
肢也。盖人一身之卫气，为水液所蒸化，而卫气之强弱，实视血中热度高下
为标准。血中热度渐低，皮毛中水液不能不化气，卫阳因见微弱而病表寒。
人一身之肌肉，皆为孙络所密布，血热与外寒相抗，是生表热，因有一时暴
烦欲去衣被者，若一身肌肉血热不充，则血中黄色之余液，尽成寒水，而蜷
卧不起。寒水下陷肠胃，因而下利。中阳既败，阳气不达四肢，手足因而逆
冷。此证为独阴无阳，故云不治。盖人之将死，其血先寒。血不温，则水不
化气，营气亡于内，而后卫气亡于外，于无治法中求一线生路，惟有大剂四
逆汤，或能救十一于千百也。

少阴病，吐利，躁烦，四逆者，死。

少阴为病，水气在心下，渗入于胃，胃不能受，因而吐逆。水气从三焦
下注，输尿管容量太窄，不能不相受，泛滥而入大肠，因而自利。阴寒内据，

真阳外浮，是生躁烦。目欲瞑而寐不安，口欲言而心不耐，精气将脱之象也。脾胃内绝，谷气不达四肢，因而手足逆冷。试观无病之人，饥则身寒，饱食之后，即一身手足皆热，此即脾胃阳气，外达四肢之明证。今绝粒多日，故冷至肘膝，此即《内经》所谓"无胃则死"之证也。

少阴病，下利止而头眩，时时自冒者，死。

少阴为病，寒水太甚，则为自利。若下利已止，便当寒尽阳回，此利止手足温者所以可治也。然必身和脉微，时见微汗，乃为阴阳自和。若阴竭于下而阳脱于上，则必有眩冒之变。盖血虚之人，往往头眩。下寒愈甚，必见戴阳。窃意此证，当重用龙骨、牡蛎以潜阳，四逆汤以温肾，用大补气血之熟地、潞参以固脱，譬之油灯欲灭，火必忽然大明，或烟飞于上，益以膏油则火归其原矣，或亦愚者之千虑也。

少阴病，四逆，恶寒而身蜷，脉不至，不烦而躁者，死。

少阴病，四逆，恶寒而身蜷，此四逆汤证也。加以脉不至，则通脉四逆汤证也。此证以阳回而生，以寒极而死。故时自烦欲去衣被者，可治。若不烦而躁，则心阳绝而肾阴独张，所谓阴凝于阳也。夫少阴一证，但令有一线微阳，即属再生之机，医者志在救危，宁不效而受谤，毋有方而不用。张隐庵谓："知死之所去，即知生之所从来，得一线生机而挽回之，功德莫大。"真至言也。

少阴病，六七日，息高者，死。

此俗所谓"肾不纳气"也。六七日已尽一候，一候已过，寒水之藏当得寒尽阳回，此时三焦水道，当渐化气，里气既和，血分不受阴寒逼迫，而脉之沉紧者当去，吸入之气当静。盖水与气本是一源，无病之人，吸入之气，由鼻直抵丹田，呼出之气，由丹田直出肺窍。此无他，气之下行为水，肾因收摄于下，水之上行为气，肺乃通调于上也。肾气下绝，肺气上脱，其息乃高。《金匮》云："在下焦者其吸远，难治。"高则易出，远则不至，同一例也。

少阴病，脉微细沉，但欲卧，汗出不烦，自欲吐，至五六日，自利，复烦躁，不得卧寐者，死。

少阴为病，大率寒水太胜，水气愈寒，则血中热度愈低，其脉因微细而沉。重阴之人，不能受清阳之气，故终日昏昏欲睡，此为少阴本证。汗出不烦，则心阳大衰。自欲吐者，阴寒迫于下，胃中阳气垂绝也。盖少阴之病，以中阳为生化之本，故"恶寒，蜷卧手足温者，可治"，以胃中阳气，尚能旁达四肢也。"时自烦欲去衣被者，可治"，以心阳郁而欲动，终不为阴寒所陷。譬之久闷思嚏，久卧思起，虽不遽达所愿，其中尚有动机存焉。若夫汗出不烦，则心阳将绝。自欲吐，则胃阳将绝。此时若早用厥阴篇通脉四逆加吴茱萸生姜汤，或可挽救一二，若以为病者安静不足虑，五六日后，自利烦躁，不得卧寐，真阳外脱，已无救矣。此仲师言外之微旨，向来注家无人道及，为可恨也。

少阴病，始得之，反发热，脉沉者，麻黄附子细辛汤主之。
麻黄附子细辛汤方
麻黄、细辛各二两　附子一枚（炮）
上三味，以水一斗，先煮麻黄减二升，去上沫，内诸药，煮取三升，去滓，服一升，日三服。
少阴病，得之二三日，麻黄附子甘草汤微发汗，以二三日无里证，故微发汗也。

麻黄附子甘草汤方
麻黄、甘草炙各二两　附子一枚（炮）
上三味，以水七升，先煮麻黄一两沸，去上沫，内诸药，煮取三升，去滓，温服一升，日三服。

此二节为少阴初病，及其未见吐利逆冷诸里证，先行发汗，预防里证之治法。后节"无里证"二语，原自赅上节言之。后节"得之二三日"，即为申明前节始得之义。要其为有表热无里证可以发汗而愈则一也。且前节之脉沉实，赅后节言之。《金匮·水气》篇云："水气病，其脉沉小，属少阴。虚胀者属气水，发其汗即已。脉沉者，宜麻黄附子汤。"所列方治，实为麻黄附子甘草汤，此即始得少阴病，必见沉脉之明证。初非见沉脉者，但宜麻黄附子细辛汤，不见沉脉者，方可用麻黄附子甘草汤也。盖太阳伤寒，未经发汗，水气由手少阳三焦（即西医所谓淋巴系统），并注寒水之藏，即为少阴始病。水气下注，故其脉沉。少阴始病，太阳标阳不随寒水下陷，故反发热。水壅寒水之藏，输尿管太窄，不能容纳，始溢入回肠而病自利。少阴始病，水气未经泛滥，故不见里证。反发热者，水藏之寒，不与表气相接，故于麻黄附子汤中，用气辛味烈之细辛，温水藏而散其寒，使水气与表热相和而作汗。但无里证者，水气虽陷，与太阳标阳，未曾隔绝。寒水之下陷，实由中阳之虚，故于麻黄附子汤也，用炙甘草以益中气，使中气略舒，便当合淋巴微管乳糜，外达皮毛而为汗。张隐庵乃独认麻黄附子甘草汤为发汗之剂，于麻黄附子细辛汤则否。要其谬误，特因前一节无"发汗"字，后节有"微发汗"句，强作解人。独不见《金匮·水气》篇心下坚大如盘证，桂甘姜枣麻辛附子汤下，有"分温三服，汗出如虫行皮中即愈"之训乎。岂加桂甘姜枣，缵能发汗，去桂甘姜枣，即不能发汗乎。况麻黄附子加炙甘草，尚能发汗，易以辛温散寒之细辛，反谓不能发汗，有是理乎！是所谓以其昏昏，使人昏昏也。

少阴病，得之二三日以上，心中烦，不得卧，黄连阿胶汤主之。

黄连阿胶汤方

黄连四两　阿胶三两　黄芩、芍药各二两　鸡子黄二枚

上五味，以水六升，先煮三物取三升，去滓，内阿胶烊尽，小冷，内鸡子黄，搅令相得，温服七合，日三服。

少阴为病，多由寒水下陷，阴寒内据，阳气格于四肢，故手足逆冷。里寒既胜，表阳复虚，故恶寒蜷卧。水气溢入大肠，故自利。究其阴尽阳回，亦当在七日经尽之后。要未有二三日以上即病阳热者。黄坤载云："水藏在阳明为不足，在少阴为有余。有余则但欲寐。本篇之首章是也。不足则不得卧，阳明篇"时有微热，喘冒不得卧"是也。阳动阴静，相去天渊，断无二三日前，方病湿寒，二三日后，遽变燥热之理。此盖阳明府热之伤及少阴，非少阴之自病。"其说颇为近理，为向来注家未能见及。胃中燥热上熏，故心中烦。阳热张于上，故不得卧。考其病原，实为血亏液耗，故不为白虎承气证，而为黄连阿胶汤证。按人一身之生血之原，起于入胃之谷食，谷食多胶黏之性，其津液所化，即为白细胞，既而随营气上升，达于心肺二藏，乃一变而红细胞。今以胃中燥热，阻其血生之原，则心肺无所承受，不特心脏血少而

生烦，肺营不得承胃中水谷之液，而水之上源垂绝。方用苦降之芩、连以清上热，阿胶、芍药补血而行瘀，加生鸡子黄二枚培养中气，而滋生血生津之原（按西说鸡子含有发挥油，以助消化力，中有硫黄磷质。按磷质为骨与髓之未成者。鸡骨本小，今在卵中，当以出卵之鸡推算，为数甚微。惟硫质为鸡子黄全部分，热力硫黄，在中医原系增长胃中消化力之品，大致含于发挥油中，资人体内细胞之基质。愚按此即白细胞之原质，又言鸡卵含有甲种维生素，能防止结膜干燥症，卵黄更含有乙种维生素能防脚气病。予按所谓维生素者，为精血环周之原料，足以滋燥除烦，心肾之交，实有赖乎此）。但使津血渐复，心气得下交于肾，肾气得上交于心，乃得高枕而卧焉。

少阴病，得之一二日，口中和，其背恶寒者，当灸之，附子汤主之。

附子汤方

附子二枚（炮）　　白术四两　　人参二两　　茯苓、芍药各三两

上五味，以水八升，煮取三升，去滓，温服一升，日三服。

少阴病，得之一二日，正阴寒方盛之时，不应便知五味，隐庵以五味释口中和，是不然。口中和当是不燥不吐。不燥则水气在上。不吐则胃中无热，不能与水气相抗。惟胃中无热而水气独盛，其证当下利而手足逆冷，不当独见背寒。其背恶寒，则太阳之表证也。以少阴病而兼太阳表寒，是宜先灸风池、风府以泄其表，然后用附子汤以温其表。按六气之病，惟温病不当被火，以其津液先耗也。少阴证而见表寒，则在里之寒湿必甚。与温病之不当被火者，适得其反，故不妨先用灸法，以微除其表寒而通阳气，继乃用生附子、白术祛皮中水气，且水寒则中气不达，于是用人参以和之，茯苓以降之。水寒则血凝，更用芍药以泄之，而表里通彻矣，此亦先解其表后温其里之意也。

少阴病，身体疼，手足寒，骨节痛，脉沉者，附子汤主之。

脾主肌肉及四肢，惟肾主骨。少阴为病，水胜而血寒。血中热度既低，阳气不能外达于肌肉，故身体疼。四肢为诸阳之本，阴寒内据，则中阳不达四肢而手足寒。水寒则湿凝，湿流关节则骨节痛。水寒血凝，里阳不达，故其脉沉。而治法特主附子汤以温里。水得温则卫阳复而渗入骨节之寒湿，足以化气外出而内痛止。血得温则营气达而肌肉，手足之热度高，不复以脉络凝瘀而见逆冷酸疼诸证。所以独不用灸者，为其无太阳之表寒也。

少阴病，下利便脓血者。桃花汤主之。

桃花汤方

赤石脂 (一觔，一半整用一半筛末)　　干姜 (一两)　　粳米 (一升)

上三味，以水七升，煮米令熟，去滓，内赤石脂方寸匕，温服七合，日三服，若一服愈，余勿服。

少阴为病，水凝而血败，寒水过多，不及注肾膀而为溺，乃溢入回肠而下利。水寒血凝，浸成朽腐，乃便脓血，非温化其寒而填止其湿，不惟下利不止，而脓血又将加剧。此证先下利而见脓血，与《金匮》先便后血正同，故桃花汤方治，亦与《金匮》黄土汤略相似。方中用赤石脂，与用灶中黄土同，用干姜与用附子同，用粳米与用甘草同。惟下血为湿热伤血而下注，与水寒伤不同，故彼方有黄芩而本方无之。下血为鲜血，与腐败而成脓血者，又不同，故彼方有养血之阿胶、地黄，而本方无之。此则二证之不可通治者也。试观痈疽之成，有湿热壅阻，血络腐败而成脓血者。有寒湿壅阻，血络腐败而成脓血者。若夫少阴之下利而见脓血，表热不生而脉微细，其为水寒血败何疑？妇人多淋带者，其经水必淡，血先腐也。夫脾为统血之藏，而主一身之孙络。血之热度，以阴寒而益低，血之形质，以浸灌而始败。自经渗漏不止，脾脏生血之膏液，益复空虚，故仲师立法，但令寒湿并去，脾精得所滋养，即下利脓血当愈。盖此证寒湿为第一因。由寒湿浸灌，致内脏血络腐败为第二因。由下利而脾精耗损为第三因。方治所以用赤石脂为主药，干姜次之，而粳米又次之也，譬之芦灰止水，黍谷回春，土膏发而百物生矣。

少阴病，二三日至四五日，腹痛，小便不利，下利不止，便脓血者，桃花汤主之。

少阴为病，水盛于里，故恶寒。水寒而夺其血之温度，故无表热。二三日至四五日，已将及一候，设令阳气渐复，在里之寒水，当从阳化气，从肌表外泄为汗。惟水寒内据，血络凝瘀，乃病腹痛，譬之冬令手足寒郁而血凝，因病冻瘃，始则结而成块，久则痒痛溃烂。少阴病之腹痛便脓血，何以异此，假令当未下利未便脓血之时，一见腹痛，急用四逆汤以温之，阴寒内解，水气四出，则小便当利。小便利则水道得所输泄，决不至溢。入大肠而下利不止。且阴寒一解，肌肉得温，脉络渐和，即不当更便脓血，所谓曲突徙薪也，惟其失此不治。水道壅塞，因见小便不利。水溢后阴，则下利不止。水寒血腐，因便脓血。证情与前证同，故治法亦同。桃花汤命意，说已见前，兹不赘。

　　少阴病，下利，便脓血者，可刺。

　　师但言下利便脓血者可刺，而不言所刺何穴。张隐庵举可刺之由，为脓血之在经脉，此说良是。柯音伯直以为当刺期门，不知同一下血，不能不研求虚实而辨其所从来。《金匮》云："妇人中风，如结胸状，谵语者，此为热入血室，当刺期门，随其实而泻之。""阳明病，下血谵语者，此为热入血室，但头汗出，当刺期门，随其实而泻之，濈然汗出者愈。"今谓水寒血腐之少阴证，可与阳热血实者同治，此正与醉余梦呓，略无差别，然则谓当刺期门者，妄也。按此证孙梓材言："当刺脐下一寸关元。"此穴为任脉上行经穴，下通胞中血海，上承脾之大络，刺之以泄寒毒，外覆以附子或姜片，灼艾而灸之，使寒湿得温化气，下利脓血乃愈。盖火气虽微，散入脉络中而力甚巨也。又云："此证若兼小便不利，当得兼刺合谷，不应，则更刺气海，而水道自通。"陈藏器之所指幽门二穴，交信二穴，虽不若柯韵伯之迂远，然究不若刺关元之信而有征耳。

　　少阴病，吐利，手足逆冷，烦燥欲死者，吴茱萸汤主之。
吴茱萸汤方
吴茱萸一升（洗）　　人参三两　　生姜六两　　大枣十二枚
上四味，以水七升，煮取二升，去滓，温服七合，日三服。

　　少阴为病，设但见吐利手足逆冷，此外绝无兼证，则方治当用四逆、理中，要无可疑。其所以四肢逆冷者，则因上吐下利，中脘阳气微弱，不能旁达四肢故也。顾同一吐利手足逆冷之证，而见烦躁欲死，即不当妄投四逆、理中，所以然者，中阳既虚，则上下隔塞不通，浮阳上扰，因病烦燥。姜附热药，即以中脘隔塞之故，不能下达，反以助上膈浮热而增其呕吐，故但宜缓以调之。方中但用温中下气之吴茱萸以降呕逆，余则如人参、姜、枣，皆所以增胃汁而扶脾阳，但使中气渐和，津液得通调上下四傍，而呕吐烦躁当止。水气微者，下利将随之而止。设呕吐烦燥止而下利未止，更用四逆、理中以善其后，证乃无不愈矣。此可于言外体会而得之。

少阴病，下利，咽痛，胸满，心烦者，猪肤汤主之。

猪肤汤方

猪肤一斤

上一味，以水一斗，煮取五升，去滓，加白蜜一升，白粉五合，熬香，和令相得，温分六服。

病至三阴，大抵水寒湿胜，故下利一证，见于太阴者固多，见于少阴者亦复不少。惟少阴之下利，常与手足厥逆恶寒蜷卧相因，寒水盛而中阳败也。至于阴寒下注，胃液少而阳热上浮，乃有咽痛胸满心烦之证。胃液虚则胃底胆汁化燥，燥气上炎于食管，因病咽痛。肠胃中秽浊下行畅遂，上气始通，故有大便行后，因得噫嗳而胸闷始解者，有大便后得欠伸而胸膈始宽者。惟肠胃中淋巴微管乳糜，以下利而日减，大便即不得畅行而见后重，由是上气不通而病胸满。胃居膈下而心居膈上，胃热上熏，心乃烦乱。之三证，病气皆见于上，而病根实起于下利。因下利而胃中胰液脺液馋涎，一时并涸，大便因是不得畅行。仲师因立猪肤汤一方，用猪肤以补胰液，白蜜以补脺液，加炒香之米粉以助胃中消化力，若饭灰然，引胃浊下行，但令回肠因润泽而通畅，则腐秽可一泄而尽。下气通则上气疏，咽痛胸满心烦且一时并愈矣 (近世验方，用猪油二斤熬去滓，加入白蜜一斤炼熟，治肺热声哑，意即本此)。

少阴病，二三日，咽痛者，可与甘草汤。不差，与桔梗汤。

甘草汤方

甘草二两 (生用)

上一味，以水三升，煮取升半，去滓，分温再服。

桔梗汤方

即前方加桔梗一两 (煎法同前)

何以知为少阴病？以脉微细，但欲寐也。脉微细则营热日消，但欲寐则卫阳日损。二三日咽痛，则已寒尽阳回，而病在食管。胃热胜而燥气上逆，治之者当以清胃热为主，此固尽人而知之。然何以不用白虎汤而用生甘草一味。盖生甘草能清热而解毒，胃热上蒸，血分郁久成毒，若疮疡然，痛久则溃烂随之矣。仲师用甘草汤，盖先于未成咽疮时预防之治法也。然则不差何以用桔梗汤？盖胃中燥热上僭，肺叶受灼则热痰胶固而气机不得宣达，非开泄肺气，则胃中郁热不得外泄，故加开泄肺气兼有碱性之桔梗，以破咽中热痰，使热痰以润滑而易出，胃中热邪且随之俱泄，而咽痛可以立止。予常见道士宋左丞治咽喉证，常用青梅去核，中包明矾，置瓦上煅灰，吹入病人咽中，热痰倾吐而出。虽疮已成者，犹为易愈，此亦仲师用桔梗汤之遗意也。

少阴病，咽中伤，生疮，不能语言，声不出者，苦酒汤主之。

苦酒汤方

半夏十四枚（七乃水之生成数，十四乃偶七而成，偶中之奇也）　　鸡子一枚（去黄）

上二味，内半夏着苦酒中，以鸡子壳置刀环中，安火上，令三沸。去滓，少少含咽之，不差，更作三剂。

此节病证治法，历来注家，多欠分晓。先言咽中伤而后言生疮，则因伤而成疮可知。然咽中何以伤，此不可不辨也。不能语言为疮痛，与不能饮食同，此言略无深意。但声不出，又属何因？曰："声不出者。"非无声也，有所阻碍故也。盖此证始因咽痛，医家刺以刀针，咽中遂伤，久不收口，因而生疮，至于不能语言。风痰阻塞，声乃不出，苦酒汤方治，以止痛润燥为主，生半夏入口麻木，有止痛之能，而下达风痰。犹恐其失之燥也，渍之以苦酒，则燥气化，所以止痛涤痰而发其声。鸡蛋白以润燥，西医谓有甲种维生素，能防止结膜干燥证，而又恐其凝滞也，合以能消鸡蛋质之苦酒，则凝质化，所以润咽中疮痛，而滋养以补其伤也。近世相传喉中戮伤饮食不下验方，用鸡蛋一枚，钻孔去黄留白，入生半夏一枚，用微火煨熟，将蛋白服之，伤处随愈，亦可证咽中伤为刀针之误，生半夏、蛋白之能补疮痛矣。曰："咽之不差，更作三剂者。"宜缓治不宜峻攻也。

少阴病，咽中痛，半夏散及汤主之。

半夏散及汤方

半夏（洗）　桂枝　甘草

上三味等份，各别捣节已，合治之，白饮和服方寸匕，日三服。不能散服者，以水一升煎七沸，内散两方寸匕，更煎三沸，下火令小冷，少少咽之。

少阴病咽痛，前既有甘草、桔梗汤矣。此更列半夏散及半夏汤方治，既不言脉象之异，又无兼证可辨，则仲师同病异治，究属何因。然前条但言咽痛，本条独言咽中痛，此其可知者也。方中用生半夏，取其有麻醉性以止痛，并取其降逆去水以达痰下行，意当与咽中伤节同。用生甘草以清热而解毒，意当与甘草汤方同。惟桂枝一味，不得其解。按近世《吴氏咽喉秘集》中，有寒伏喉痹一证，略言此证肺经脉缓寒重，色紫不甚肿，若误用凉药，久必烂。其方治有用细辛、桂枝、麻黄者，甚至有呛食音哑六脉迟细之阴证，用麻黄三钱、桂枝一钱、细辛二钱者，然则此咽中痛证，脉必迟细而缓，其色当紫，其肿亦必不甚。然则仲师之用桂枝，亦所以宣通阳气耳。以其寒在血分，故用桂枝而不用麻黄，且缘少阴不宜强责其汗故也（咽痛用桂枝，近世无人能解）。

少阴病，下利，白通汤主之。

白通汤方

葱白四茎　干姜一两　附子一枚（生用，去皮，破八片）

上三味，以水三升，煮取一升，去滓，分温再服。

少阴病，下利，脉微者，与白通汤。利不止，厥逆无脉，干呕，烦者，白通加猪胆汁汤主之。服汤脉暴出者死，微续者生。

白通加猪胆汁汤方

即白通汤加人尿五合　猪胆汁一合

上五味，以水三升，煮取一升，去滓，内胆汁、人尿，和令相得，分温再服，无胆汁亦可。

少阴为病，原以水盛血寒为的证。水盛则溢入回肠而下利，血寒则肢冷而脉微。血寒则水不化气，真阳不能上达。白通汤用葱白以升阳，干姜、附子以温中下，但使血分渐温，寒水化气上达，则下利当止。若服汤后利仍不止，水之盛者益盛，血之寒者益寒，而见厥逆无脉，甚至浮阳冒于膈上，而见干呕心烦。热药入口，正恐格而不受，故于白通汤中加咸寒之人尿，苦寒之猪胆汁，引之下行。迨服药竟，热药之性内发，阳气当行，脉即当出。但脉暴出为阳脱，譬之油灯垂灭，忽然大明。微续者为阳回，譬之炉炭将燃，起于星火。此为生死之大机，诊病者不可不知也。

少阴病，二三日不已，至四五日，腹痛，小便不利，四肢沉重疼痛者，此为有水气，其人或咳，或小便利，或下利，或呕者，真武汤主之。(此条订正)

真武汤方

茯苓、芍药、生姜各三两　白术二两　附子一枚 (炮)

上五味，以水八升，煮取三升，去滓，温服七合，日三服。若咳者，加五味子半觔，细辛一两，干姜一两。若小便利者，去茯苓。若下利者，去芍药加干姜二两。若呕者，去附子加生姜，足前成半觔。

肾脏下接膀胱，原属一身沟渠，而昼夜输泄其小便。然必血分充足，阳热无损，水道乃行。若阴寒在下，沟渠为之不通，譬之冬令池沼，虽不遇坚冰，潦水不降，水道犹为壅塞，故少阴阴寒之证，二三日至四五日，寒水泛滥，并入太阴而成寒湿。腹与四肢为太阴部分，寒湿入腹则腹痛。湿与水不同，水则倾泻，湿则黏滞，小便所以不利也。寒湿停蓄腹部，中阳不达于四肢，故四肢沉重。寒湿凝沍阻其血络，因而疼痛，故真武汤方用芍药以定痛，茯苓、生姜、术、附以散寒而行水，此固少阴病水气在里之治法也。惟疼痛下"自下利"三字，直可据后文"或下利"三字而断为衍文。"其人或咳"下，为本方加减治法。咳者加五味、姜、辛，所以蠲饮。小便利者去茯苓，不欲其利水太过。下利去芍药加干姜，欲其温脾，不欲其若泄。呕者去附子加生姜，以水在中脘，不在下焦，故但发中脘之阳，而不欲其温肾。此又少阴病水气外泄之治法也。

少阴病，下利清谷，里寒外热，手足厥逆，脉微欲绝，身反不恶寒，其人面色赤，或腹痛，或干呕，或咽痛，或利止脉不出者，通脉四逆汤主之。

通脉四逆汤方

甘草三两　干姜三两 (强人四两)　附子一枚 (生)

上三味，以水三升，煮取一升二合，去滓，分温再服。其脉即出者愈。面色赤者，加葱九茎。腹中痛者，去葱加芍药一两。呕者，加生姜二两。咽痛者，去芍药加桔梗一两。利止脉不出者，去桔梗加人参二两。

少阴为病，水寒而血败。水渗肠胃，则中脘阳衰，不能消融入胃之饮食，而完谷不化。阴寒内据而虚阳外浮，故里寒而外热。血中热度低弱，温度不达四肢，故四肢厥冷。血为寒水浸灌，不能流通脉道，故脉微欲绝。内真寒而外假热，故身反不恶寒而面色赤。寒湿内陷，故腹痛。水气留于心下，胃中虚寒，故干呕。湿痰阻塞肺管，故咽痛。阴气以下利而日损，故利止而脉不出。通脉四逆汤用甘草、干姜以温中焦，生附子以温下焦。盖水盛血寒，为少阴本病，故以"下利清谷，手足厥逆"为总纲，惟兼见脉微欲绝，乃为通脉四逆汤本证。盖胃为生血之原，胃中寒则脉微，按太阳篇脉结代用炙甘草，则本方之甘草，亦当用炙。惟里寒外热，外内不通，因病戴阳，面色乃赤，故加葱以通之。血络因寒而瘀，腹中为痛，故加苦平之芍药以泄之。呕者，为胃中有水气，故加生姜以散之。咽痛为湿痰阻滞，故加有碱性之桔梗以开之。利止脉不出为里阴虚，故加人参以益之。此又通脉四逆汤因证加减之治法也。

少阴病，四逆，其人或咳，或悸，或小便不利，或腹中痛，或泄利下重者，四逆散主之。

四逆散方

甘草、枳实、柴胡、芍药

上四味，各十分，捣筛，白饮和服方寸匕，日三服。咳者，加五味子、干姜各五分，并主下利。悸者，加桂枝五分。小便不利者，加茯苓五分 (分俱去声)。腹中痛者，加附子一枚 (炮令坼)。泄利下重者，先以水五升煮薤白三升，煮取三升，去滓，以散方寸匕内汤中，煮取一升半，分温再服。

少阴病手足厥逆，原属水寒血败之证，故有恶寒蜷卧腹痛下利诸兼证。若四逆而不见恶寒蜷卧腹痛下利，其不为水寒血败，要无可疑，故不宜四逆汤之辛温，而宜四逆散之疏泄。所以然者，"阳气不达四肢"同，所以不达于四肢者异也。胃为生血之源，而主四肢。水寒血腐，故血中温度不达于四肢，而手足厥逆。湿痰与食滞交阻中脘，故血中温度不达于四肢，而手足亦见厥逆。但观四逆散方治，惟用甘草则与四逆汤同，余则用枳实以去湿痰宿食之互阻，用柴胡以解外，用芍药以通瘀，但使内无停阻之气，外无不达之血热，而手足自和矣，此四逆散所以为导滞和营之正方也。惟兼咳者加五味、干姜，与治痰饮用苓甘五味姜辛同。小便不利加茯苓，与用五苓散同。惟下利而悸，则加桂枝，所以通心阳也。腹中痛加熟附子一枚，所以温里阳也。肺与大肠为表里，肺气阻塞于上，则大肠壅滞于下而见泄利下重，譬犹置中通之管于水盂，以一指捺其上，则滴水不出，去其指则水自泄矣。泄利下重，于四逆散中重用薤白，与胸痹用瓜蒌薤白汤同意，皆所以通阳而达肺气。肺气开于上，则大肠通于下，若误认为寒湿下利而用四逆汤，误认湿热下利而用白头翁汤，误认为宿食而用承气汤，则下重益不可治矣。

少阴病，下利六七日，咳而呕，渴，心烦不得眠者，猪苓汤主之。

少阴病，下利至六七日，正阴尽阳回之候。阳回则病机当见阳明，所谓少阴负趺阳为顺也。按《阳明篇》浮热在表，水湿内蕴，则有渴欲饮水小便不利之证，故有猪苓汤方治，导水邪而清血热。今下利未止而见咳与呕之兼证，则为水湿内蕴，与《阳明篇》小便不利同。渴、心烦不得眠，则为热在血分，与《阳明篇》渴欲饮水同（饮水为饮寒水）。况心烦不眠，尤为湿热留恋营分之显据，此所以宜猪苓汤。猪苓汤方中，所以重用阿胶也。

少阴病，得之二三日，口燥咽干者，急下之，宜大承气汤。

少阴病，自利清水，色纯青，心下必痛，口干燥者，急下之，宜大承气汤。

少阴病，六七日，腹胀不大便者，急下之，宜大承气汤。

少阴之证，多死于阴寒，不死于阳热，故黄坤载以少阴负趺阳为顺释全篇大旨，见地特高。三急下证，虽亦为亢阳之过，然终异于独阴无阳之证，令人无所措手，故予即从关于阳明者，以申黄氏未尽之义。口燥咽干当急下者，口与咽为饮食入胃之门户，胃中燥实，悍热之气上冲咽喉，则水之上源先竭，而下游将涸。口燥咽干，所当急下者，此也。"自利清水，色纯青，心下痛，口干燥"，病机亦出于胃。胃中阳热，协胃底胆汁下陷，则胃液涸而胃之上口燥，故心下必痛。口干燥者，舌苔或黄燥，或焦黄，而上下津液将竭，此下利纯青，由于胆汁与胃液同涸，所当急下者，此也。"六七日，腹胀不大便"，不惟胃燥，并大肠亦燥，尝见不大便者，小溲或短赤而痛，肾阴以肠燥而竭，腹胀不大便，所当急下者，此也。独怪今之医家，遇口燥咽干者，则用生地、石斛、瓜蒌根。腹胀不大便者，则用五仁、苁蓉、白蜜，期在清热养阴，卒之阴液告竭，终于不救，为可痛也。

少阴病，脉沉者，急温之，宜四逆汤。

四逆汤方

甘草二两　干姜两半　附子一枚（生）

上三味，以水三升，煮取一升二合，去滓，分温再服。

少阴为病，水寒血败，前已屡言之矣。脉沉则为血寒，血寒于里，则皮毛肌腠间水液浸灌，愈不得化气外出，而表里皆寒。垂死之人，所以遍身青紫者，温气先绝，而热血先死也（今人动称发斑伤寒危证，不知早用温药，原不必有此现象）。玩"急温之"三字，便可知生死之机，间不容发。四逆汤用生附子一枚，若畏生者猛峻，而改用熟附子，畏干姜辛热而改用炮姜，则无济矣。

少阴病，饮食入口则吐，心中温温欲吐，复不能吐。始得之，手足寒，脉弦迟者，此胸中实，不可下也，当吐之。若膈上有寒饮，干呕者，不可吐也，当温之，宜四逆汤。

饮食入口即吐，有肠胃隔塞不通而热痰上窜者，于法当下，此《金匮》大黄甘草汤证也。惟肠胃不实而气逆上膈者，不在当下之例。所谓"心中温温欲吐"者，譬如水之将沸，甑底时泛一沤，气之上逆者不甚，故欲吐而复不能吐（今人谓之泛恶）。始得之手足寒，则中阳不达可知。脉弦为有水，迟则为寒，寒水留于心下，故曰胸中实，此与太阳篇"气上冲咽喉不得息"者同例。彼言胸有寒，为水气在心下，故宜瓜蒂散以吐之。此言胸中实，亦心下有水气，故亦宜瓜蒂散以吐之。仲师所以不列方治者，此节特为少阴寒证不可吐而当温者说法，特借不可下而当吐者以明其例耳。惟膈上有寒饮干呕，其方治似当为半夏干姜散，轻则小半夏加茯苓汤。仲师乃谓四逆汤者，按《金匮》云："呕而脉弱，小便复利，身有微热，见厥者，难治。四逆汤主之。"少阴本证，脉必微细，四肢必厥逆，水寒血冷，与《金匮》脉弱见厥相似，而为阴邪上逆之危候，故亦宜四逆汤也。

少阴病，下利，脉微涩，呕而汗出，必数更衣，反少者，当温其下，灸之。（此条订正）

"少阴病，下利，脉微涩"，此为水分太多，血之热度，受寒水压迫而益见低弱，此本四逆汤证。若呕而汗出，肺胃气疏于上，而小肠、大肠之积垢，必将以上部开泄而脱然下坠，故知必数更衣。盖一呕即汗出，汗一泄则更衣一次，汗再出则更衣二次，故云："必数更衣。"反少者，则为浮阳在上，吸引大肠水液而不得泄。然则"当温其上"之"上"字，当为"下"字之误，所灸必在足少阴太溪、三阴交诸穴。盖温下以收散亡之阳气，兼以温在里之虚寒。否则呕而汗出，方苦浮阳在上，而又温其上以张其焰，稍知医理者，尚不肯为，奈何诬仲师乎。

厥 阴 篇

　　厥阴之为病，消渴，气上撞心，心中疼热，饥而不欲食，食则吐蛔。下之，利不止。

　　足厥阴肝脏，居胃之右，而覆冒其半体，若醉人侧弁者然，而其脉络则下注两胁，更下则抵于少腹与足少阴水藏相出入。肝叶中为胆所寄，胆汁由胆管渗于十二指肠，适当胃之下游。胆汁转输胃底，故胃中亦有胆汁，与胰脺液、肝液馋涎合并，为消融水谷之助，惟胃中热则胆火炽，故有消渴一证。阳明病所以渴而饮水者，由于胃中热甚，兼之胆汗苦燥故尔。《金匮》论消渴，首列厥阴为病，次节兼论趺阳之浮数，正以胃中含有胆汁，生血之原不足，而苦燥之胆汁用事，然后见消渴之证也。更即《金匮》男子消渴节以证之，《金匮》云："消渴，小便反多，以饮一斗，小便亦一斗，肾气丸主之。"盖手少阳三焦通行水道，中含胆火，下走肾与膀胱，出而为溺，昼随行阳之卫气外出皮毛而为汗，夜则随行阴之卫气下走注于宗筋。天之将明，宗筋特强者，中有胆火故也。晨起而小便，则胆火泄矣。少年失慎，缘是精液日削，胆火之趋于下游者，反成快捷方式。胆火主泄，小便乃日见其多，而上膈津液遂以不得渟蓄而日损，于是引水以自救，故小便愈多，口中愈渴，胃中消化力亦愈大。予尝见病"房劳"之人，贪味饱食，至死不改，则以胆汁之在胃中者，最能消食故也。此厥阴之病消渴，由于肝叶中泌出之胆汁合胃中亢热，使然也（胃中本热，不能容水，胆汁少而他种液多，乃病痰饮）。俗工强分上消、中消、下消，抑末也。肝为藏血之脏，而其变为善怒，少年体壮之人，夜多眠睡而不轻怒者，血分充足得以涵养胆汁而柔其刚燥之性也。老年夜少眠睡而易怒者，血分不足，不能涵濡胆汁而刚暴之性易发也。人心有所怫郁，一时含怒未发，心中猝然刺痛，俗谓之气撞心，亦曰冲心气。血虚风燥，胃底胆火炽逆，由胃络上冲于心，故心中热疼。此与七情郁怒伤肝之病，似异而实同，此厥阴之病，气上撞心，心中疼热，亦由胆胃上逆，而发之特暴，不似消渴之由于积渐也。若夫水盛血寒，胃中凝积湿痰而胆火不炀，乃生蛔虫。湿痰充实于胃，食入则上泛，故饥不能食。胃中胆汁无消谷之力，因而纳减，蛔以久饥难忍，上出于膈，故闻食臭而出于口。此厥阴证之病"饥不能食，食即吐蛔"，实由胃中寒湿，胆火不能消谷，腐秽积而虫生也。语云："流水不腐，动气存焉耳。"污池积秽，鳅蝉生焉，有积秽为之窟宅也。故乌梅丸一方，干姜、细辛以去痰而和胃，乌梅以止吐，川椒以杀虫，黄连、黄柏以降逆而去湿，当归以补血，人参以益气，附子、桂枝以散寒而温里，故服后蛔虫从大便挟湿痰而俱去。方中杀虫之药，仅有川椒一味，余多除痰去湿温中散寒之药，可以识立方之旨矣（须知湿痰之生，由于胆汁不能消水，而胃中先寒。胃中既寒，蛔虫乃得滋生，湿痰即蛔虫之巢穴）。以上三证，大要厥阴从中见少阳之盛衰，致成燥热寒湿诸变，惟下之利遂不止，则承上"饥不能食"言之。盖此证水盛血寒，饥不能食，原系胃中湿痰阻塞，若有宿食，便不当饥，倘疑为宿食而误下之，利必不止。所以然者，以其人血分热度低弱，不能化水为气，泄出肌表，加以胃底胆汁为湿痰所遏，不能不消水，而肠胃中淋巴管，因亦被湿痰淤塞，失其排泄水液之权，故一经误下，水势乃直趋小肠大肠而不可止也。本条自"消渴"下，为胆火太甚之证。"饥不欲食"下，为胆火不足之证。鄙人恐学者惑于俗工寒热错杂之谬论，故特分晰言之。

　　厥阴中风，脉微浮，为欲愈；不浮，为未愈。

　　凡藏之主血者，皆谓之阴，肝为藏血之藏，故称厥阴。人之一身，水以寒而主泄，水之所以能泄者，血热为之蒸化也。血以温而主藏，血之所以常温者，水借血热而散为气，阴寒不加陵逼之病。故厥阴之病与太阴少阴同，阳回则生，寒极则死（血寒则死，故死后有口及遍身青黑者）。向者医家固称厥阴为风木，以肝主筋，当如木之条达而不当郁结也。此喻亦为近理，借如春风始生，草木萌芽，山谷启秀，郊野繁花，当是时，天气温和，厥阴之藏宜必无病。若夫寒风萧条，旷野寂寥，素雪晨飞，玄霜夕飘，木始病矣。吾意厥阴之病中风，手足必厥逆，脉必沉弦。风入腠理，营血暴阴，脾阳阻遏，故脉沉而手足当寒。脉微浮为欲愈者，以血分之热度渐高，营气有外达之机，风将从肌腠解也（此证宜桂枝加附子汤）。张隐庵乃曰："风为阳邪，脉主阴血，得阴血之微浮，而热病当愈。"岂知厥阴中风，原不为热病乎。若夫脉不浮而见沉弦，在里而不能出表，风将何自而解，故曰不浮为未愈也。

厥阴病，欲解时，从丑至于卯上。

厥阴为病，不从标本，而从中见之少阳，故有胆火合胃中燥热而病消渴及心中热痛者，亦有湿痰在胃，遏其相火，水盛血寒而病吐蛔者。然则厥阴之欲解，其为热证乎？其为寒证乎？舍此而不辨，何以知丑至卯上之欲解也。吾即据本篇通例释之，仲师言"厥少热多，其病当愈。""寒多热少，其病为进。""热不除，便脓血者不必死。""下利，厥不止者必死。"则本条所谓欲解，其为寒尽阳回之证。要无可疑，考卯上属黎明，为天光初发之候。每岁之中，惟夏至节令属卯正，冬至节令属寅末卯初，余则自谷雨至处暑，皆在卯之上半时。自白露至来岁清明，皆在卯之下半时。然则卯上固阴尽阳回之定候，而不可更变者也。然必曰自丑至卯上者，丑在夜半，当阳回半子之后，属阴中之阳，嗣是由寅而卯，虽日未见光，而阳气已动。设厥阴寒证，当此微阳渐转之时，手足之厥者渐和，脉之沉弦者渐浮，或有微热而渴，其脉反弱，或脉来转数，有微热而汗出，皆为向愈之征，为其病气渐微，正气随天光而外出也。是故病者夜半或黎明神色清湛，即去愈期不远，若独语如见鬼状，则犹为厥阴血热，而非正气之复，为其脑气昏也。惟神色渐清，乃真为向愈。若必待日中阳盛，阴寒略减，不踰时而厥逆恶寒如故矣。岂可恃为欲解乎（按此条大旨与少阴略同）。

厥阴病，渴欲饮水者，少少与之愈。

厥阴之病，最忌寒湿，寒湿太盛，则少阳阳热为水邪所遏，故常有下利不渴之证。惟其寒尽阳回，胃中阳气合胆汁而化燥，然后渴欲冷饮。但微阳初复，不能多饮，故曰"少少与之。"所以不用人参白虎汤者，则以厥阴之渴，若死灰复燃，涓滴可灭，不似阳明之渴，势若燎原，非一勺所能奏功，故厥阴之渴，无人参白虎证。又按此证必出于下利之后，与太阳证汗后之渴略同，皆为胃中液虚生燥，故欲饮水者，皆当少少与之，以和胃气，但使胃气一和，已无余病。惟厥阴一证，下利止后，三焦水邪尽泄，不似太阳汗后，尚有寒水留阻膈上，使津液不得上行，故厥阴之渴，亦必无五苓散证也。

诸四逆厥者，不可下之，虚家亦然。

张隐庵曰："四逆而厥，温之犹难，岂有下之之理。"今曰不可下，所以申上文"下之，利不止"之意，此说良是。然所以为是说者，正为后文当下者致辨，盖不可下者其常，可下者其变也。按后文云："厥深者热亦深，厥微者热亦微，厥应下之而反发汗，必口伤烂赤。"盖四肢兼气于胃，胃中寒而见厥，固当用四逆以温之。若胃中有湿痰遏其中阳，不得达于四肢，或胃中有宿食，热邪内郁，则阳气亦不达于四肢而手足厥，此与太阳初病不发热，数日后始见表热者正同，故先厥而后热，此厥之所以当下也。惟厥但手足冷，逆则冷过肘膝，冷过肘膝者必无热证，故不第曰厥，而曰诸四逆厥，此即不可下之确证。但手足冷者，则固有热证也。设非手足见厥之证，实有当下者，何待仲师之赘说乎！至如虚家之不可下，特连类及之耳。

伤寒，先厥后发热而利者，必自止，见厥复利。

厥逆为中阳不达四肢，以为风起四末者，妄也。中阳不运，则淋巴干中水液不得外泄（淋巴干在胸中，为水液入胃，气水外泄之总区）。脾湿内停，因而下利，此本四逆汤证，不待再计者也。本节云："先厥后发热而利者，必自止。"此寒尽阳回之候，不烦顾虑者也。曰："见厥复利。"此寒湿未尽，由阳入阴之候，所当急温者也。是故大汗大下，利而厥冷者，四逆汤主之。大汗出热不去，内拘急，四肢疼，又下利厥逆恶寒者，四逆汤主之。何尝寒热错杂耶！若夫不可下条所云："虚家亦然。"则以亡血而厥，为血分热度愈低，故身热减而脉道虚也。

伤寒，始发热六日，厥反九日而利。凡厥利者，当不能食，今反能食者，恐为除中，食以素饼。发热者，知胃气尚在，必愈。恐暴热来而复去也。后三日脉之，其热续在者，期之旦日夜半愈。所以然者，本发热六日，厥反九日，复发热三日，并前六日亦为九日，与厥相应，故期之旦日夜半愈，后三日脉之而脉数，其热不罢者，此为热气有余，必发痈脓也。（此条订正）

厥阴之证，先厥后热者，其病当愈，厥不还者，其病必死。究其所以发热者，则与太阳伤寒略同。太阳伤寒，其始水液在皮毛，为表寒所遏，故无热。其继血热抗于肌理，水液由寒化温，故发热。厥阴之手足冷，亦由寒湿太甚，血中温度不得外达之故。惟其病由寒湿，故必兼下利。惟其血中热度与寒湿战胜，故先厥后热。盖先厥者，病也。后热者，正气复也。明乎此，然后可以辨厥阴之生死，而本条传写讹误，亦可藉以订正，不至为张隐庵注文所误。盖本条所举病证，为先热后厥。厥为病气胜，始发热六日，六日之后，旋复见厥，延至九日未已，而加之以下利，此正属寒湿过重，急当回阳之证，但得发热即可不死。厥而利者，其脾阳本虚，当不能食，若反欲食，恐系寒湿下趋太急，自胃以下，直达肛门，而绝然不守。故有久利之人，醒时思食，食已，稍稍思睡，即已遗矢，每食皆然，俗名肚肠直。凡下利见此证者，十不活一，名曰除中（张隐庵注云："中土之气外除也。"不可通，盖幽门至阑门无所阻也）。所以然者，为其胃气先绝也。惟食之以麦饼，食已发热，因知其胃气尚在（《金匮》云："病人素不喜食者，忽暴思之，必发热也"）。试观饥者身常恶寒，至饱食之后，手足忽然转热，此即胃气尚存之明证。故厥者食后发热，直可决其必愈，然犹恐浮阳之暴出旋灭，于是俟三日之后，诊其脉而见浮数，乃可决为寒尽阳回，而向愈之期，即在旦日夜半。旦日为平旦，夜半者，天阳微动之时，正上所言丑至卯上也。惟血分热度，亦不可以太过，以六日之发热，九日之厥，续行三日之热，两两相较，为日适相当也。若更后三日，热仍未解，则为血热太过。血热太过者，必涸脓血，故曰必发痈脓，非谓发生外证及一切内壅也。然则"食以素饼"下"不发热"之"不"字，实为衍文。否则下文"恐暴热来出而复去"云云，俱不可通矣。

伤寒，脉迟六七日，而反与黄芩汤彻其热。脉迟为寒，今与黄芩汤复除其热，腹中应冷，当不能食，今反能食，此名除中，必死。

伤寒脉迟，为寒湿太甚，血分虚耗之证。胃为生血之原，胃气虚寒，则谷气不能生血，脉道因迟，前于阳明篇"食难用饱"条已略见一斑。盖脉迟者，胃必虚冷也。设遇此虚冷之脉证，不用理中以温之，反用黄芩汤以消其仅存之阳气，则向之食难用饱，饱则微烦者，至此并不能食。尝见有寒湿下利之证，服芩芍汤后，腹中痛而利益甚者。按太阳伤寒于栀子汤条内，尚有病人旧微溏者，不可与之戒，而况黄芩之寒，甚于栀子。虚寒者误服之，有不腹痛下利者乎！若下利之后，反能纳谷，亦必上纳下泄。自胃中下十二指肠、小肠、大肠直抵肛门者，中间绝无阻凝，一如关门之不守，故曰除中。盖不待完谷不化之变，而已知其必死矣。

伤寒，先厥后发热，下利必自止，而反汗出咽中痛者，其喉为痹，发热，无汗，而利必自止。若不止，必便脓血。便脓血者，其喉不痹。

肺与大肠为表里，先厥后热，下利当止，原系厥阴顺证，盖寒湿将尽而阳气复也。惟血分热度太高，上迫胸中淋巴干，水液外泄为汗，肺胃燥热，因致咽痛喉痹，所谓"大肠移热于肺"也。若先厥后发热而无汗，利以当止而不止，血分之热直与肠中湿邪混杂而便脓血。大肠之热不移于肺，故其喉不痹。予按咽痛为燥气上淫肺胃，厥阴之证，与少阴略同。要其便脓血，则大相违异。少阴之便脓血，为水寒血败，故方治宜桃花汤。厥阴之便脓血，为阳回血热，故独宜白头翁汤。不惟脉之微细滑数，大相径庭，而少阴之昏昏欲睡，厥阴之多言善怒，情形正自不同也。

伤寒，一二日至四五日，厥者必发热，前热者后必厥。厥深者，热亦深。厥微者，热亦微。厥应下之，而反发汗者，必口伤烂赤。

冬令暴寒，四五日必渐回阳。厥阴证一二日至四五日，厥者后必发热，寒尽阳回之理，宜亦与之相等。或始病发热者，后必见厥。但血热被寒湿郁伏者，久必反抗，夫所谓"厥深热亦深，厥微热亦微"者，譬如冬令雨雪连绵，坚冰凝沍，阳气伏藏，天气转阳，其发益烈，此天时之可证者也。又如以手入冰雪中，冻僵之后，至于指不能屈，久而血热内发，炽炭不敌其热，此人体之可证者也。须知厥阴之证，重寒则死，阳回则生。虽血热反抗太甚，有时便血及痛脓，以视一厥不还，则大有间矣。夫厥阴寒湿之证，原不当下，上文"下之利不止，诸四逆厥者，不可下之"，言之已详，此又何烦赘说。惟寒郁于外，热伏于里，则其证当俟阳热渐回而下之，俾热邪从下部宣泄，而病已愈矣。若发其汗，则胃中液涸，胆火生燥，乃一转为阳明热证，为口伤烂赤所由来。此正与反汗出而咽痛痹者同例，由其发之太过而阳气上盛也。此证向予在四明医院亲见之，其始病予未之见，及予往诊，已满口烂赤，检其前方，则为最轻分量之桂枝汤，案中则言恶寒，夫病在太阳而用桂枝，虽不能定其确当与否，然犹相去不远，既而病转阳明，连服白虎汤五剂。前医以为不治，老友周肖彭属予同诊，问其状，昼则明了，暮则壮热，彻夜不得眠。夫营气夜行于阳，日暮发热属血分。昼明夜昏，与妇人热入血室同。热入血室用桃核承气，则此证实以厥阴而兼阳明燥化。病者言经西医用泻盐下大便一次，则中夜略能安睡。诊其脉，沉滑有力。予因用大承气汤，日一剂，五日而热退。肖彭以酸枣仁汤善其后，七日而瘥。

伤寒，病厥五日，热亦五日。设六日当复厥，不厥者自愈。厥终不过五日，以热五日，故知自愈。凡厥者，阴阳气不相顺接，便为厥。厥者，手足逆冷者是也。

冬令暴寒，五日之后，天气必转温和。若转阳之后，严寒复作，必较前为甚。所以然者，以地中郁伏之阳气，不复能反抗故也。伤寒厥阴证之手足见厥，殆与冬令天时相等。仲师云："伤寒，病厥五日，热亦五日。"近世医家多以未经寓目，不能深信，然其理要可凭也。盖伤寒水分太多，血热不能相抗，则手足见厥。厥尽阳回，则血分热度渐高，水被蒸化为气，阴阳乃相顺接，而不复见独阴无阳之变。然犹恐浮阳之出而复去也，故必五日热后不见厥，乃可决为向愈，否则血分热度愈低，必将复厥，向愈之期，犹未可恃也。夫所谓"阴阳气相顺接"者，血为阴，气为阳，血分热度，合华氏寒暑表九十五度（今则病表九十八度半）。太阳寒水被蒸成热，然后化气外泄，或含于皮毛之里而不大泄。阳之所以卫外为固者，实由营阴热度与之俱化，所谓相顺接也。若营热不及九十五度，则水分不受蒸化，譬之釜底薪火微细，釜中满贮寒水，焉能成沸汤而气上出哉！是不为水火既济，而为火水之未济也，所谓"不相顺接"也。若营热以渐而减，则里阳不达四肢，而肘足逆冷矣。凡但手足冷者为厥，冷过肘膝者为逆。《厥阴篇》之厥，实赅冷过肘膝者言之。仲师恐人误会，故特举逆冷而申明之，而全篇言厥者准此矣。

伤寒，脉微而厥，至七八日，肤冷，其人躁，无暂安时者，此为藏厥，非蛔厥也。蛔厥者，其人当吐蛔。今病者静而复时烦者，此为藏寒。蛔上入其膈，故烦。须臾复止，得食而呕，又烦者，蛔闻食臭出，其人常自吐蛔。蛔厥者，乌梅丸主之。又主久利。

乌梅丸方

乌梅三百枚　细辛六两　干姜十两　黄连一觔　蜀椒（去汗）、当归各
四两　桂枝、附子（炮）、人参、黄柏各六两

上十味，异捣，筛，合治之。以苦酒浸乌梅一宿，去核，蒸之
五升米下。饭熟，捣成泥，和药令相得。内臼中，与密杵二千下，
圆如梧桐子大。先食后服十圆，日二服。稍加至二十圆。禁生冷、
滑物、臭食等。

伤寒为病，血热盛则与表寒相拒而脉紧，更盛则表里皆热而脉大。脉微
而厥，则血分热度低弱，不言可知，至七八日肤冷，则已踰一候而不见回阳，
是为独阴无阳之的证。且其人躁急，坐卧不安，并无暂时之休息，则阴寒内
据，孤阳外越，一出而不还矣，谓之藏厥。所谓藏厥者，别于蛔厥言之也。
然概名之曰藏厥，其病究在何藏，此不可辨也。若第以肝脏言之，而脉固心
所主也。四肢及肤，固脾所主也。躁又肾寒阳越之证也。概以厥阴证名之可
乎？大抵藏厥一证，由于水胜血寒，血中热度太弱，则主血之心藏寒而脉道
微，统血之脾藏寒，而四肢及肤冷。水脏寒则一身阳热脱根外出，而躁无暂
安之时，是宜白通猪胆汁汤。盖合三阴而俱病，不当专以厥阴论治。藏厥者，
因寒而厥，不同蛔厥之因痛而厥也。蛔厥为病，虫不动则安，静若无病之人，
虫动则痛，则号叫反侧而见烦。此证因寒湿内壅，积为痰涎，蛔即从此滋生。
譬之，尘秽蕴湿则生鼠妇，浊水成淖乃生孑孓，藏寒而蛔生，其情形适相等
也。病蛔之人，胃中为湿痰所据，纳谷常少，蛔饥而上窜于膈则痛，痛即号
叫，少定得食而呕，即又嚎叫不已，所以然者，蛔争食而吐涎（蛔中多痰涎，
其质略等蜗牛），咽中不能受，随时泛出，甚则蛔随方呕之时，倾吐而出。因其
病为寒湿痰涎，故特用温中散寒、除痰去湿之乌梅丸，以破蛔虫之巢穴，巢
穴破，蛔乃无所容身，不得不从大便出矣（多则五十余条，少亦二三十条）。亦主
久利者，正以能去寒湿故也。

伤寒，热少厥微，指头寒，默默不欲食，烦躁，数日，小便利
色白者，此热除也。欲得食，其病为愈。若厥而呕，胸胁烦满者，
其后必便脓血。

阴寒与阳热相等，则其病当愈，所谓"阴阳和者，必自愈"也。此证热

少厥微，指头尚见微寒，盖即上"热微厥亦微"之证。默默不欲食，则中气犹为未复。烦躁数日，则为浮阳上冒。若小便利而色白，则外有浮阳，里无余热。按少阴篇小便色白，为下焦虚寒。厥阴之小便色白，则为病后热除。厥阴所以贵热除者，盖阳回之后，太过恐有脓血之变证也。但必里热除而欲得食者，方是中气已复，为病愈之确证。能食则中气达于四肢，而手足当温。胃气和而不呕，所谓"有胃则生"也。若厥而呕，则胃气不和而中阳不达，胸中淋巴干及腰下输尿管，重为湿邪所阻，阳气不通而见烦满。烦满者，气机否塞，郁而不纾之象也。夫浮阳无所依附，则不伤血分，惟湿与血热化合，乃致蕴蒸阴络，久久腐败，故其后必便脓血。此证与少阴便脓血者，寒热悬殊，治法违异，一或差误，皆足杀人。说详先厥后发热条，兹不赘。

病者手足厥冷，言我不结胸，小腹满，按之痛者，此冷结在膀胱关元也。

此承上节胸胁满言之。凡见厥者，中阳不能外达，胸中必见抑郁，若病者自言胸中舒泰如常，则手足之冷，不起于脾胃虚寒可知。但手足之厥冷，究属何因，此正不可以无辨。厥逆之原有二，不在中脘，即在下焦，但验其少腹满痛拒按，即可决为冷结膀胱关元（关元在脐下一寸），而为寒伤血海。按少阴篇云："少阴病，八九日，一身手足尽热者，以热在膀胱，必便血也。"盖血得热则行，故知其必便血。得寒则凝，故可断为血结。正不难比例而得之也。

伤寒，发热四日，厥反三日，复热四日。厥少热多者，其病当愈。四至七日，热不除者，必便脓血。

伤寒，厥四日，热反三日，复厥五日，其病为进。寒多热少，阳气退，故为进也。

厥阴之名义，原以阴寒过甚，手足逆冷为标准，为其水寒血败，胆胃之阳热，有时而不继也。病愈之期，当以寒尽阳回为验，是故厥少热多，则为将愈。寒多热少，则为病进。师言："伤寒，发热四日，厥反三日，复热四日。"又言："厥四日，热反三日，复厥五日。"皆假设之辞耳。其实厥一日，复热二日，亦为当愈。热二日，厥反三日，亦为病进，原不必拘于日数也。

惟七日热不除者，则为阳热太过，故必便脓血。说详热少厥微条，不赘。

伤寒六七日，脉微，手足厥冷，烦躁，灸厥阴，厥不还者，死。

厥阴为病，常例厥不过五日，至过一候之期，而脉微手足厥冷，血分热度之弱，已不可支。然使里阳伏而不出，尚有回阳之望，若夫心烦冤而不舒，手足躁动而不息，则为阴血寒于里，而微阳脱于外，法当灸足厥阴穴，若大敦、太冲、膝关、五里等。引上出之浮阳，使之下行，则其厥当还，若其不还，则如夕阳欲没，草际微曛，香炭成灰，炉余星火，虽曰一息尚存，固已不可久恃矣。

伤寒，发热，下利，厥逆，躁不得卧者，死。

伤寒厥阴证，以"先厥，后发热下利"者为顺，以"发热下利而并见厥逆"者为逆。厥逆为水盛血寒，中阳不达于四肢，阴尽阳回，乃见发热。虽下利未止，一见阳回发热，后必自愈。若发热下利，一时并见厥逆，固已阴寒内据，而孤阳不归其根。设其人暂得安静，夜中卧寐，尚有酣适之时，元气犹未散也。至于躁不得卧，则阴极似阳，柔和之气尽矣。少阴篇云："自利，复烦躁，不得卧寐者死。脉不至，不烦而躁者死。"厥阴之病，亦正同此例也。

伤寒，发热，下利至甚，厥不止者，死。

此亦先见发热后见厥利之恶候也。此证如火着杯中汾酒，上火而下水，遇风即灭。虽标阳暂存，不能持久。又如灯盏之中，膏油垂尽，火离其根，飘焰反出于烟气之末，盖阴阳离决之象也。窃意此证虽云必死，急用理中加生附以收外散之阳，加赤石脂禹余粮以固下脱之阴，尚能十活一二，或亦仁人之用心也。

伤寒，六七日下利，便发热，其人汗出不止者，死。有阴无阳故也。（此条订正）

厥阴一证，虽曰阳回则生，而阳气暴出者，亦在必死之例。六七日下利，在后节本系不治之证，盖本节"不利"之"不"为"下"字之误，"而利"

两字，实为衍文。当云："六七日下利，便发热，其人汗出不止者，死。"以六七日之厥，七日后忽然下利，正在下利，便见"发热，汗出不止"之阳脱证，故云必死，如此则"便"字方有着落，谓其与下利一时并见也。如此则与末句有阴无阳，亦为密合无间。发热在六七日后，则六七日之厥，不待言而可知。下利在六七日后，则六七日之不利，反为赘说，故知"不"字当为"下"字也。按《少阴篇》："下利，厥逆无脉，服白通加猪胆汁汤，脉暴出者死，微续者生。"汗出不止，与脉暴出同，正如烟气上，离薪之燎火，立见灭熄，欲其复燃，岂可得乎。故曰有阴无阳也。

伤寒，五六日，不结胸，腹濡，脉虚，复厥者，不可下，此为亡血，下之，死。

伤寒五六日，正厥阴证寒尽阳回之候，所谓"厥终不过五日"也。结胸乃胸膈不宽舒之谓，非如太阳之证，有误下成结胸之一证也。所谓"不结胸"者，盖胸中淋巴干，中医谓之上焦，寒尽阳回，其中水液，当随阳外散，故上膈无痞闷之变。水湿不流入回肠，无下利腹胀之变，故腹濡。惟血分不充动脉管中，不能十分流动，故脉虚。血分热度愈低，势当复厥，此与上厥应下之条，适得其反。此证或因水寒血败，或因阳热太甚，伤及血分，致下利而便脓血，要之为亡血则一。此时血之温度，急用四逆汤以助之，尚恐不及，若经误下，焉有不死者乎。愚按此节正申明"诸四逆厥不可下"条"虚家亦然"之义。上条未明言虚家之为气与血，此更指血以实之。

发热而厥，七日，下利者，为难治。

厥阴之证，以先厥后发热者为顺，为其阴寒去而真阳复也。若外有表热，依然四肢逆冷，则表热已属虚阳。若已经一候而厥不还，更加之以下利，则寒湿太甚，将恐下利不止，不免虚阳上脱，此其所以难治也。

伤寒，脉促，手足厥者，可灸之。

伤寒厥阴证，最忌血热消亡。脉促与太阳篇之脉紧同，在藏之血热，与寒湿相抗，脉因见促。血热为寒湿阻遏，不能外达四肢，手足因厥，故必灸厥阴之穴以助阳气，但令血热战胜，阳气外达，而手足自温矣。

伤寒，脉滑而厥者，里有热也，白虎汤主之。

脉滑属阳明，《金匮·腹满寒疝宿食篇》云："脉数而滑者，此有宿食，下之愈，宜大承气汤。"《呕吐哕下利篇》云："下利脉迟而滑者，实也。利未欲止，急下之，宜大承气汤。""下利，脉反滑者，当有所去，下乃愈，宜大承气汤。"此可证脉滑之属阳明矣。厥阴证之脉滑而厥，胃底胆汁合胃中燥火生热，异于宿食不化。而手足之厥，实为阳盛格阴，故宜阳明证之白虎汤以清里热，但使中阳外达四肢，而厥逆自和矣。

手足厥寒，脉细欲绝者，当归四逆汤主之。若其人内有久寒者，宜当归四逆加吴茱萸生姜汤。

当归四逆汤方
当归、桂枝、芍药、细辛各三两　大枣二十五枚　甘草、通草各二两
上七味，以水八升，煮取三升，去滓，温服一升，日三服。
当归四逆加吴茱萸汤方
即前方加生姜半觔　吴茱萸二升
上以水六升，清酒六升，煮取五升，温分五服。

脾主四肢，亦主肌肉。心主血，亦主脉。水气胜则血寒。血之温度不达四肢，故手足逆冷。血热不充分肉，故身寒。水气留结心下，寒伤动脉之血，脉管中营分不充，故脉细欲绝。要知此证为水分太过，血分不足，故方用当归以补血，细辛、通草以散寒而行水，所以助心营而起欲绝之脉也。合桂枝汤去生姜而倍大枣，所以扶脾阳而温手足之厥及肌肉之寒也。若其人内有久寒，心下水气，不免渗入于胃，胃底胆汁不能相容，又必抗拒而见呕逆，故于本方中加吴茱萸以止呕，生姜以和胃。仲师虽未明言，要可于无字处求之。诸家解说，泥于本文，失之未核。

大汗出，热不去，内拘急，四肢疼，又下利，厥逆而恶寒者，四逆汤主之。

大汗出而热不去，病情似转阳明，然何以内拘急而四肢疼，此不可不辨也。凡筋脉拘急之痉证，则四肢及项背拘急，但拘急在表面不在内。盖人之

内藏，遇温则舒，遇寒则缩，故常有病痰饮而腰腹部分如带紧缚者，此即内拘急之明证也。疼与痛微有不同，疼即俗名酸痛，湿流关节之病，往往有之。即此二证，已可决为寒湿在里之病，而不去之表热为浮阳，而非转属阳明矣。于是寒湿下陷回肠，则病下利。寒湿伤及血分，血热不能外达四肢肌肉，则兼见厥逆而恶寒，此其所以宜四逆汤也。

大汗，若大下利而厥冷者，四逆汤主之。

大汗泄于肌表，则胸中淋巴干发泄太甚，而膈上当病干燥。若大下利，则十二指肠以下淋巴微管乳糜，亦当以宣泄太过而病干燥。若其人血热尚存，当必以水液既尽而一身手足皆热，而反见厥冷者，则不惟内藏及大络之血，一时并见虚寒，而胆胃之中，绝无阳气足以外达，是其一身手足肌肉，但有死阴而无生阳，危在旦夕矣。尝见下利之人，日数十次，一身手足俱冷如冰，按之黏腻，似有汗液。所异于死人者，仅有一丝鼻息耳。非急用大剂生附子、干姜以温之，甘草以和之，病必不愈。盖视前证为尤危，所当急温者也。

病人手足厥冷，脉乍紧者，邪结在胸中。心中满而烦，饥不能食者，病在胸中，当须吐之，宜瓜蒂散。

病人手足厥冷，阳气不达于四肢，此正无可疑者，然阳气何以不达，此不可以不辨也。夫阳气之不达，大致阻于水湿，但有水分过多，充溢内藏，阳气消亡而手足厥冷者，亦有水分不多，湿痰阻于上膈，阳气内伏而手足厥冷者。阳气消亡，则独存不化气之寒水，故其脉沉弦，或微细。阳气内伏者，阳气与湿痰相持不下，故其脉乍紧，故其为病，属邪结胸中。阳气郁于上膈，故心中满而烦。湿痰渗入胃中，故肌不能食。此与太阳篇"气上冲咽喉，不得息"似异而实同。惟其湿痰阻于胸中，故吸气不得入，亦惟湿痰阻于胸中，故阳气不得出。此其所以并宜吐之，且并宜瓜蒂散也。

伤寒，厥而心下悸者，宜先治水，当服桂枝甘草汤。却治其厥，不尔，水渍入胃，必作利也。（此条订正）

凡水气在膈上者，宜散之，此即《金匮》"水在腰以上当发其汗"之义也。厥阴证厥而心下悸，此时水在膈间，阻塞中脘，阳气不得外达四肢。水气在上焦者，不当参用下焦药，故太阳篇心下有水气已成留饮者，则为小青龙汤证，此即散之之义也。其有发汗过多，阳气上盛，吸水气上冲而心下悸者，则为桂枝甘草汤证。桂枝以助阳气，使之散入肌理而外泄。甘草和中而健脾，能助桂枝外散之力，此即桂枝汤发肌理之汗用甘草之义也。又能止上凌之水气以定心悸，此即脉结代心动悸用炙甘草汤之义也。然则厥阴篇之厥而心下悸者，与太阳发汗过多水气凌心者，同为上焦之证。水在上焦，不当用利水之茯苓，然则恐其水渍入胃作利，而先治其水，亦当用桂枝甘草汤，此云当服茯苓甘草汤，则传写之误也。师云："郄治其厥。"不出方治，盖即白通、四逆诸方可知，使学者于言外领取之。

伤寒六七日，大下后，寸脉沉而迟，手足厥冷，下部脉不至，咽喉不利，吐脓血，泄利不止者，为难治，麻黄升麻汤主之。

麻黄升麻汤方

麻黄二两半 升麻一两一分 当归一两一分 知母、黄芩、芍药、萎蕤各十八铢 石膏、白术、干姜、桂枝、茯苓、甘草、天门冬（去心）各六铢

上十四味，以水一斗，先煮麻黄一两沸，去上沫，内诸药，煮取三升，去滓，分温三服。相去如炊三斗米顷，令尽，汗出愈。

厥阴伤寒，原有表寒里热当下之证，所谓厥应下之者是也。若大下之后，热除脉和，则其病当愈。若夫寒湿因大下而陷，阳气不达，手太阴动脉沉迟，至于手足厥冷。寒湿在下，血分之热度益低，甚至下部跌阳、太冲脉不至，寒湿甚矣。然全系寒湿而不见他证，其病犹易治也。乃按其病情，亦既水寒血败，又因肝藏阴虚而胆火上逆，胃底胆汁生燥，上冲肺部，以至咽喉不利而吐脓血，加以在下寒湿为病而泄利不止，是为上热下寒，此时欲清上热，则增下寒，欲温下寒，则增上热，故曰难治。麻黄升麻汤，君麻黄、升麻，以升提下陷之寒湿而外散之，所以止下利也。当归以补血，黄芩以清胆火，知母、石膏以清胃热，所以止吐脓血也。萎蕤、天冬以润肺，所以利咽喉不利也。白术、干姜、芍药、桂枝、茯苓、甘草，所以解水分之寒湿，增营分之热度，而通利血脉也。但令水寒去而营热增，手足之厥冷自解矣。

伤寒，四五日，腹中痛，若转气下趋少腹者，此欲自利也。

此一节见寒湿下利之证，同于太阴、少阴者也。厥阴病厥不过五日，则当四五日间，正寒尽阳回之候。若寒湿趋于足太阴部分而见腹中痛，此时不遽下利，或将水寒血败而见下脓血之桃花汤证。设或腹中否塞之气，忽然冲动，漉漉有声，直下而痛及少腹，必将转为寒湿自利之四逆汤证。试观病悬饮内痛者，服十枣汤后，始而痛在中脘，继而痛及腹部，迨后痛至少腹，乃不逾时而大下之矣。又如病阳明证者服大承气汤后，亦必气走少腹而后下，此大便欲行，气必下趋少腹之明证也。非用下药而转气自趋少腹，故知其欲自利也。

伤寒，本自寒下，医复下之，寒格，更逆吐。若食入口即吐，干姜黄连黄芩人参汤主之。（此条订正）

干姜黄连黄芩人参汤方

干姜、黄连、黄芩、人参各三两

上四味，以水六升，煮取二升，去滓，分温再服。

伤寒本自寒下，此厥阴证之寒湿下利，同于太阴、少阴之证也。于法当温，乃医以为协热利，循《内经》通因通用之例，而更以承气汤下之，于是肠胃虚寒，阻格膈上之阳气。夫胃气寒者，多病吐逆，伏寒在内，格阳于上，谓之寒格。寒结于肠胃，则十二指肠不能容胆汁之灌输，少阳上逆，必病呕吐，故有食入口中即吐之变，则其证为胸中有热，肠胃有寒邪。然则医复吐下之，当云："医复下之，寒格更逆吐下。"当云寒格更逆吐，前句"吐"字，后句"下"字，皆衍文耳。盖此证与太阳篇呕而腹痛之黄连汤证略同，故干姜黄连黄芩人参汤方治，亦与黄连汤相似。所不同者，惟彼方多甘草、桂枝、半夏、大枣而无黄芩耳。按《金匮》："下利脉滑者，当有所去，大承气汤主之。"是知热利原有当用下法者，医乃误寒利为热利而复下之耳。治法无下利而使之吐者，故知"吐"字当衍也。太阳篇呕而腹痛，为上热下寒，其为寒格逆吐之证，与此正同，而方治之并用黄连、干姜亦与此同，故知当云寒格逆吐，而"下"字当衍也。

下利，有微热而渴，脉弱者，令自愈。

下利，脉缓有微热，汗出令自愈，设复紧，为未解。（此条订正）

厥阴下利，证属寒湿陷大肠，其脉当见沉紧，而其外证，必兼厥逆恶寒而口不渴，无表汗又不待言矣。夫下利一证，寒极则死，阳回则生。阳气之回又必以有微热为候，所以然者，正恐亢热暴出，反有便脓血之变也。但微热为寒尽阳回之第一步。又当参验其表里，或里湿尽而见渴，或利下后上膈未尽之水气，从肌表外泄为汗，其证皆当自愈，故仲师并云："令自愈也。"予按上节言脉弱与微热相合，是也。下节言脉数与微热不合，则传写之误也（脉数当见壮热）。然则"数"字当为何字之误？曰："观于下文复紧为未解，即可知为'缓'字之误矣。"盖寒湿利，脉必沉紧，故必转为中风有汗之浮缓脉，然后汗出而利止，故脉复见沉紧，即可断为利未欲止也。

下利，手足厥冷，无脉者，灸之。不温，若脉不还，反微喘者，死。

此寒极则死之证也。下利而手足厥冷，则中阳不达于四肢。水寒伤血，至血分中热度消歇，而脉伏不鼓，是当通灸三阴诸穴，使阳气四达而手足当温。若既灸之后，手足依然逆冷，脉之伏者，依然不还，而上膈反见微喘，则是血寒于里，气脱于外，虽有卢扁，无能为力矣。按此条之末，"少阴负趺阳为顺"句，当是少阴篇脱简，与上文义不相连属，另条附释于后。

少阴负趺阳者，为顺也。

少阴之证，重阴则死，回阳则生。虽厥阴之病，大略与少阴相似，但此语明指少阴。故黄坤载悬解移置少阴篇中，以为虽三急下证，治之得法，皆可不死，故少阴见阳明证者无死法，此即"手足温者可治"，"欲去衣被可治"之例也。

下利，寸脉反浮数，尺中自涩者，必圊脓血。

下利，则寒水陷于回肠，其脉必见沉迟，而反见浮数者，即为寒尽阳回之验。若浮数之脉，但见于寸口而尺中自涩，尺中涩为血少阴竭，前于少阴"尺脉弱涩不可下"之条下，已略申其旨。但涩为凝定不流之脉，故在太阳为汗液凝涩不彻，则当重发其汗而流通之。少阴阳虚而尺脉弱涩，为阳虚之后，阴液不能作汗，则当温药以助之。独至厥阴之尺中脉涩，为胞中血海上连冲任，凝涩不通，其证必兼腹痛。上有热，下有瘀，故必圊脓血也。此非桃花汤证，亦非白头翁汤证，脓血尽则脉涩自愈，此即呕痈脓者，脓尽自愈之例也。

下利清谷，不可攻表，汗出必胀满。

下利清谷之证，前于阳明、少阴篇中两见，而皆为四逆汤证，温之尚恐不及，岂有攻表之理。按此条当为太阴篇错简，盖太阳寒水不能不作汗，下并太阴寒湿，冲激肠胃，始有下利清谷之变。少阴为寒水之藏，寒水泛滥，进入肠胃，故不惟病情与太阳同，即治法亦同。此证表热里寒，前于阳明、少阴二篇，已举其例，则此证亦当为表热里寒。本太阳证而内陷太阴，表证仍在，故有不可攻表之诫，编纂者误列厥阴耳。胀满原属太阴寒证，下利清谷，中阳已不可支，更误发其汗，致一线微阳外散，阴寒乃独据中宫。譬犹瓮中贮水遇寒成冰，瓮且因之爆裂，若经误治而成此变证，要惟有大剂回阳，尚当十百之中，挽救一二。独怪近世庸工，遇此恶候，谬称肝郁，日服金铃子散，以至于不救，是真不知死活者也。

下利，脉沉弦者，下重也；脉大者，为未止；脉微弱数者，为欲自止，虽发热，不死。

脉之沉弦为水，下利而见沉弦，则寒水直趋回肠而见下重，此本四逆汤证，必俟阳气恢复，其病方愈。然脉之沉弦，一转而为滑大，则寒去而水未去，一变而为热利下重之白头翁汤证，此所以诊其脉大，不待问而决其为未止也。惟按其脉于微弱之中，略见数脉，乃为阳气渐回，而利当自止。《内经》云："肠澼身热则死，寒则生。"为其湿与热并居肠胃，欲清其热，转滋其湿，欲燥其湿，转增其热，古未有白头翁方治，故曰死，其实非死证也。惟阳气渐回，脉不见滑大者，虽当发热，要为寒尽阳回之验，此其所以不死也。

下利，脉沉而迟，其人面少赤，身有微热，必郁冒，汗出而解。下利清谷者，病人必微厥。所以然者，下虚故也。（此条订正）

此节文义，"下利清谷"，当在"汗出而解"下，"其面戴阳"为衍文。

盖下利脉沉而迟，证情原属寒湿。其人面少赤，身有微热，即血分热度犹存，可断为阳回之渐。阳热蕴蒸，乃见郁冒，郁冒不已，外达皮毛肌腠，乃能汗出而解，此寒去阳回，所以为向愈之征也。若夫下利清谷，水盛血寒，其人必脉微而肢厥。所以然者，为其阴寒下注，肠胃中阳气垂绝，急温之尚恐不及，岂复能郁冒而解，此可知"下利清谷者"为另一证，当列"病人必微厥"上，今本列"必郁冒"上，实为传写倒误。然则仲师所谓下虚，正以久利虚寒言之，盖以见阳热不回者之未欲愈也。"其面戴阳"，似系"面少赤"注文，传写者误列正文耳（此条《金匮》亦伪误）。

下利，脉数而渴者，令自愈。设不差，必圊脓血，以有热故也。

下利一证，最忌寒湿内蕴。血分中热度低弱，寒湿内蕴则不渴。血热消沮则脉虚微。此本四逆汤证，今见脉数而渴，则湿邪将尽而血热渐复，此不治自愈之证也。间亦有不即愈者，则一变而圊脓血，盖即白头翁汤证，所谓"热利下重"也。此又阳气回复失之太过者。然究为不死之证，慎毋嫌前后违异，而狃于四逆之方治也。

下利后，脉绝，手足厥冷，晬时脉还，手足温者，生。脉不还者，死。

下利脉绝，则心房血寒，欲强心房，莫如附子。手足厥冷则脾藏血寒，欲温脾藏，莫如干姜、炙草。服药后晬时，心房得温而脉还。脾藏得温而手足之厥冷转热，则其病可以不死。盖此证不惟手足之厥冷，而肢体常有冷汗，黏腻如膏油，按之冷如井底石。病者魂营营飞越帐顶，身摇摇如堕万丈之深坑，直待阳回之后，膏汗始敛，神魂方定，盖去死不远矣。若服药后脉绝不还，则一身精血俱寒，殚祝融全力，不能燃即死之灰；罄橐驼平生，未便活已枯之树，有惜其施治之太晚而已。

伤寒下利，日十余行，脉反实者，死。

伤寒下利日十余行，似犹未为甚也。据病情论，则脉当浮弱，而反实者，盖腹中有物，下行太急则血气冲于上，故妇人之将产，则其脉洪大而搏指。大便时用力太猛，则其脉亦搏指。搏指者，气下坠而脉上实也。下利日十余行，脉不应实，今反实者，则是血气胶固成痞，壅阻回肠之内，虽下而不得通也。此证攻之不行，温之则生燥，故多有致死者。窃意当借用大黄牡丹汤以下之，兼通血分之瘀，倘能挽救一二，此亦仁人之用心也。张隐庵乃以日十余行为三阴三阳皆虚，故主死。世固有日夜八九十行，服大黄附子汤而愈者，岂三阴三阳反不虚耶！

下利清谷，里寒外热，脉微欲绝，汗出而厥者，通脉四逆汤主之。（此条订正）

下利清谷为完谷不化，胃中无火可知。胃底无胆汁，则不能消水。水挟谷食未消者，下走十二指肠，由回肠直趋而下，是为里寒。寒据中宫，阳浮于外，乃病外热，外热则汗出，里寒则手足见厥。按"汗出而厥"上，当脱"脉微欲绝"四字，故用通脉四逆汤以强心阳而助血热，但使阳热渐回，其脉当出，手足当温，且温里则水化为气，在表之浮阳，亦以无所抵拒而归其根，而诸恙除矣。

热利下重者，白头翁汤主之。

白头翁汤方

白头翁二两　黄连、黄柏、秦皮各三两

上四味，以水七升，煮取二升，去滓，温服一升。

何以知为热利？手足不寒而脉数，秽气逼人者是。下重者，湿与热并而下气不通也。气不通，则秽物不得宣泄。白头翁汤方治，白头翁、秦皮以清凉破血分之热，黄连、黄柏以苦燥除下焦之湿，然后热湿并去，而热利当止。盖下重之由，出于气阻，气阻之由，根于湿热，不更用疏气药者，所谓伏其所主也。

下利，腹胀满，身体疼痛者，先温其里，乃攻其表，温里宜四逆汤。攻表宜桂枝汤。

此节原文，当列《太阳篇》"医下之"条上，编纂者误列厥阴也。盖太阳失表，则内陷太阴而病下利胀满，医者误与阳明吐后胀满同治，下以调胃承气，遂至下利清谷不止。此病情之次第，可以意会者也。故未经误下，因下利而胀满，与因胀满而误下，至于下利清谷，均为四逆汤证。利止而表未解，至于身体疼痛，均之为麻黄汤证。若夫桂枝讹误，已详论太阳篇中，兹不赘（又按前后两条皆白头翁汤证，中间此条，亦夹杂不论）。

下利，欲饮水者，以有热故也，白头翁汤主之。

厥阴下利，阳回之后，其利当止。阳回而利不止，即有便脓血之变，以阳热太重故也。但未便脓血之时，早有见端，当以欲饮水为之验。盖胃中生燥则渴欲饮水，而下利未止则肠中湿热未尽，而络脉受其蕴蒸，故方治亦以清凉养血之白头翁为主，而佐之以秦皮，清热之黄连为辅，济之以燥湿之黄柏。此又将见下重未及便脓血之期，而先发制病之治法也。

下利谵语者，有燥屎也。宜小承气汤。

不大便之谵语，下利色纯青，皆当用大承气汤，尽人而知之矣。但有燥屎而下利，既无肠胃枯燥之变，亦无胆汁下泄之危。所以谵语者，燥屎不能随水液下行，秽浊之气上熏于脑，而脑气昏也。里热不甚，故不需咸寒之芒硝。且以肠中恶物胶固而坚，利用浸润而后下。若一过之水所能去，下利时宜早去矣。何待药乎（按此条为阳明病，非厥阴本证，缘下利腹胀满及欲饮水条，比例及之）。

下利后更烦，按之心下濡者，为虚烦也，宜栀子豉汤。

下利耗其津液，则在表浮阳不收，而在里余热不去，因病虚烦。此在太阳篇中，原属栀豉汤证，厥阴篇中何庸更列此条。盖亦为"下利腹胀满及欲饮水"条比例言之也。下利后更烦，当以心下为验，若按之石硬，或痛，则有痰涎与宿食胶结胃中，而为大小陷胸汤证。惟按之而濡，乃可决为虚烦，但清其余邪足矣。又按太阳篇心下痞按之濡为大黄黄连泻心汤证，此但云按之心下濡，其为无痞可知。有痞则为实，无痞则为虚，实则里有实热，虚则里为虚热，此泻心、栀豉之辨也。

呕家有痈脓者，不可治呕，脓尽自愈。

厥阴一证，常以中见之少阳为病。少阳之证善呕，故呕亦为厥阴之正病。

厥阴寒尽阳回之后，阳热太甚，伤及血分，下行则便脓血，上出则呕痈脓。所以病延血分者，以胆火伤及血络故也。予按厥阴篇中便脓血与呕痈脓皆无方治。以鄙意测之，便脓血者，当用排脓散以攻而去之。呕痈脓者，当用排脓汤，以开而泄之。按此证蓄血而成脓，病出于肝脏之热，而表证当见于目，以肝开窍于目故也。《百合狐惑阴阳毒篇》云："病者脉数无热，微烦，默默但欲卧，汗出。初得三四日，目赤如鸠眼，七八日目四眦黑。若能食者，脓已成也。赤小豆当归散主之。"疑即此证也。但此证不当止呕，当令毒从口出，脓尽而血自和，否则强欲止呕，毒留于中，有内溃而死耳。

呕而脉弱，小便复利，身有微热，见厥者，难治，四逆汤主之。

胃中虚寒，则呕而脉弱。下焦虚寒，故小便自利。阳气浮于外，故身有微热。阴寒据于里，故手足见厥。外阳而内阴，其象为否，为阴长阳消，故曰难治。张隐庵独指身有微热为阴阳之气通调，殊不可通。四逆汤温肾而暖胃，故以为主治之方也。

干呕，吐涎沫，头痛者，吴茱萸汤主之。

寒湿留于上膈，脾胃因虚寒而不和，则干呕而吐涎沫。清阳不升，浊阴上逆，则为头痛，俗以为肝阳上升者，谬也。吴茱萸汤，吴茱萸以祛寒而降逆，人参、姜、枣以补虚而和胃，即其病当愈。盖其所以头痛者，起于干呕气逆而上冲也。其所以吐涎沫者，起于脾胃虚寒，脾虚则生湿，胃寒则易泛也。考吴茱萸辛温，主温中下气，最能散肝藏风寒，故于厥阴寒证为宜也。

呕而发热者，小柴胡汤主之。

肝藏阴虚，则胆胃上逆，因有呕而发热之证。盖太阳水气不能作汗，因成湿痰，留积上膈，至少阳胆火郁而不达，则上泛而为呕。寒湿在皮毛之里，正气与之相抗，是生表热。此证必先形寒，或兼头痛。若发有定候，即当为疟，且其脉必弦，为其内有湿痰也。其口必苦，为其胆汁上泛也。小柴胡汤，柴胡以疏表，黄芩以清里，半夏以降逆，人参、炙草、姜、枣以和中，则呕止而热清矣。按此方治疟，最为神效，今人废弃不用，是可惜也。予谓此证，若但热不寒，当从桂枝白虎汤例，于本方中加石膏、知母，若寒重热轻，当从太阳伤寒例，加桂枝、干姜，明者辨之。

伤寒，大吐大下之，极虚复极汗者，其人外气怫郁，复与之水，因得哕。所以然者，胃中寒冷故也。（此条订正）

伤寒大吐大下，则津液内损。极虚而复极汗，则津液外损。外气怫郁者，阳气因极汗外浮，而表热不彻也。津液内损则渴，若以发热而渴之故，而误为实热，复以冷水与之，即病寒哕，此无他，汗吐下之后，胃本虚寒，复与之水，以益胃中之寒，必且哕而愈逆，盖"以发其汗"四字，实为衍文。遍考古方，未闻有以水发汗者，即服五苓散后，有多服暖水发汗之条。要其所以发汗者，在五苓散而不在水。况按之本文，初未尝言暖水乎。向来注家，含糊读过，可笑亦可叹也。

伤寒，哕而腹满，视其前后，知何部不利，利之即愈。

伤寒呃逆之证，有宜橘皮生姜汤者，有橘皮生姜竹茹汤者，此其常也。然予曾见毗陵蒋姓伤寒发黄证，不大便而呃，四日矣。予以大承气加茵陈蒿下之，黄去而呃亦止，然后知仲师所谓："视其前后，知何部不利，利之即愈"，为信而有征也。至小溲不利之呃逆，予未之见，但以理测之，当与不大便同。盖必下部无所阻碍，然后吸入之气，与呼出之气，流动而冲和。虽间有噫嗳，而其气自顺。一有阻碍，则入既不顺，出乃愈激，故前部不利则用五苓，后部不利则用承气。不烦疑虑者也。

霍 乱 篇

问曰："病有霍乱者何?"答曰："呕吐而利，是名霍乱。"

病之有"霍乱"也，始见于《汉书·严助传》，所谓"夏月暑时，呕泄霍乱之病相随属"者是也。其病南方为甚，西北高燥之地，实所罕见。盖地气卑湿，遇天时阳气外张，蒸气之逼人益炽，汗泄太甚则营热而燥渴，渴则冷饮，设饱食之后，继以冷食，譬之冷茶与热茶搀和，冷羹与热羹搀和，不旋踵即泛沤，上下动摇，已成臭恶之物。此无他，热者有气，冷者无气，冷加于热则气不行，而湿蕴于内。湿蕴则宿食朽腐，糟粕冒于上，水湿渍于下，中气忽然倒乱，浊气反升，清气反降，上呕而下泄矣。故知霍乱之名，专以吐利交作言之。近世医家，遇不吐不利之证，漫以干霍乱为名，不可解也。

问曰："病发热，头痛，身疼，恶寒，吐利者，此属何病。"答曰："此名霍乱。霍乱自吐下，又利止复更发热也。"

前节既以呕吐而利为霍乱之定名，此为不兼他证者言之，犹易辨也。若见发热头痛身疼恶寒而仍兼吐利者，则易与太阳伤寒相混，仲师恐人不辨其为霍乱，而漫以麻黄、葛根二汤为治，故设问答以明之，使人知施治之缓急，此亦太阳篇"先救其里，后身疼痛"之例也。故无论表里同病，及吐利止而表证仍在者，皆当后救其表，此伤寒霍乱之所同，不可以混治者也。所谓"利止更复发热"者，谓先治其里，吐利止而表证仍在也，此即先本后标之例也。谨按五月阴气生于黄泉之下，至六月则为二阴，七月则为三阴，虽天时甚热，则人身胸腹，按之常冷，与井水相应，是为伏阴。加以长夏湿土司令，瓜果冷饮混投伏阴部分，皆足以伤中气，况大汗旁泄之期，皮毛大开，昼苦炎热，夜中贪凉，风露必乘其虚而闭遏汗孔，由是三焦水气，与未尽之魄汗，混杂为一。表气不通，则兼病伤寒，中气不通，则吐利交作，治以四逆、理中。药剂太轻，尚恐不及，以致四肢逆冷无脉而死。予友丁甘仁每论及此，为之痛恨。无如近世市医不知天时，不通易理，创为《霍乱新论》，多用芩、连苦寒之品，中气已败，而医更败之，则是不死于天时，不死于病，而死于医也。往年章次公治杨志一病，曾论及此，因附存之。间亦有浮阳在上，阴寒在下，须热药冷服而始受者，又有浮热上冲，必先投萸连逆折其气，始能受热药者。要其为里寒则一，是在临证时明辨之耳。

伤寒，其脉微涩者，本是霍乱，今是伤寒，却四五日至阴经，阳转入阴，必利。本呕，下利者，不可治也。欲似大便而反矢气，仍不利者，此属阳明也，便必硬，十三日愈。所以然者，经尽故也。（此条订正）

伤寒其脉微涩，此在三阴篇中，原为四逆汤证。所以然者，体温弱而结液不能化气，水盛而血寒也。本是霍乱，今是伤寒，即承上节利止更复发热言之，谓霍乱止而表证仍在也。设当其发热恶寒头痛身疼，病在太阳之时，即用麻黄加术汤以救其表，则不难一汗而愈。惟其失此不治，四五日后，太阳水气合并太阴，转病寒湿下利，然则"上转入阴"当为"阳转入阴"之误，谓其由太阳失表，转入太阴，盖即阳去入阴之说也。曰："本呕，下利者，不可治。"非谓其必死也，谓其上热下寒，不可专治下利也。此证欲治下利，必用热药，格于上热，而入口即吐，当奈何？故上热轻者，有热药冷服之治，或用黄连汤，温凉并进，或于白通汤中加入人尿、猪胆汁，降呕逆而兼温里寒，此皆不可治之治法也。惟三阴之证，独阴则死，回阳则生，故必转属阳明。湿尽便硬，然后当愈。曰："欲似大便，反矢气仍不利者。"湿尽之明证也。霍乱之证，起于暑令，与中风同，以六日为一候，十三日为阳明经过之一日，故曰十三日愈，下文所谓"过之一日当愈"也。

下利后，当便硬，硬则能食者愈。今反不能食，到后经中颇能食，复过一经能食，过之一日当愈。不愈者，不属阳明也。

霍乱一证，本属吐利，则便硬为难，若大便转燥，则寒湿除而中阳当复，故能食，以便硬为期。曰："今反不能食，到后经中颇能食。"谓三候之少阳，十八期内也。当传少阳，而胃底消食之胆汁当盛，故偏能食。惟愈期属阳明者，愈期在阳明期后一日，即上文所谓十三日。十三日不愈，或至过经四五日而愈者，阳气之回复，当兼系少阳阳明也。

利止，恶寒脉微，而复利，亡血也。四逆加人参汤主之。（此条订正）

四逆加人参汤方

于四逆汤内加人参一两（余依四逆汤服法）。

霍乱本吐利，若利止之后，恶寒脉微而复利，此为统血之脾藏，不得血中温和之气，发脾阳而消水，故使复利。盖血之本气至热，血不足则热减而寒胜，此盖申上文"脉微涩"条而补其方治。"利止"字当在"恶寒"上。"亡血也"三字，直谓统血之脾阳，以久利而虚耳；非吐衄便血之谓，故方剂但用四逆加人参，而绝无当归、生地、阿胶之属，为其立方本旨，原为增长血中温度而设，非谓亡有形之血也。

霍乱，头痛，发热，身疼痛，热多欲饮水者，五苓散主之。寒多不用水者，理中丸主之。

理中丸方

人参、甘草、白术、干姜（各三两）

上四味，捣筛为末，蜜和为丸，如鸡子黄大，以沸汤数合，和一丸研碎，温服之，日三四服，夜一服。腹中未热，益至三四丸。然不及汤，汤法以四物依两数切，用水八升煮取三升，去滓，温服一升，日三服。若脐上筑者，肾气动也，去术加桂四两。吐多者，去术加生姜三两。下多者，还用术。悸者加茯苓二两。渴欲得水者，加术，足前成四两半。腹中痛者，加人参，足前成四两半。寒者加干姜，足前成四两半。腹满者，去术加附子一枚，服汤后如食顷，饮热粥一升许，微自温，勿揭衣被。

凡物冷热相搅，则味变而质败。近人于饱食之后，饮冰冻汽水，或冰淇淋，往往发霍乱之证。所以然者，冷与热参杂腹中，中气淆乱而吐利作也。气上冲，则头痛而发热。表有寒，则身疼痛。惟霍乱当先治里，前于"发热头痛"条下已详言之。治里有热多寒多之辨，热多则标阳在上而渴欲饮水，寒多则寒湿在下而不用水。饮水者患其停水，故用五苓散以泄之。不用水者，患其里寒，故用理中丸汤以温之，而表证从缓焉。

吐利止而身痛不休者，当消息和解其外，宜桂枝汤小和之。

此节申明后治其表之例。夫吐利止而身痛不休，原有二因，一为太阳水气凝沍皮毛，则必兼恶寒。一为太阳水气凝沍肌腠，则不兼恶寒。兼恶寒，便当用麻黄汤以达之，所以解表也。不兼恶寒者，但须桂枝汤以和之，所以解肌也。此小大轻重之辨也。

吐利，汗出，发热恶寒，四肢拘急，手足厥冷者，四逆汤主之。既吐且利，小便复利，而大汗出，下利清谷，内寒外热，脉微欲绝者，四逆汤主之。

浮阳上冲则吐，而发热汗出。阴寒内据，则下利而恶寒。水气胜而血热不达，则四肢拘急而手足逆冷。寒水太甚，则三焦无火，而小便自利，溢入肠胃者，为下利清谷。水盛血寒，则脉欲绝。凡见以上诸证，皆当与三阴寒湿下利同治，故均以四逆汤为主治之方也。

吐已下断，汗出而厥，四肢拘急不解，脉微欲绝者，通脉四逆加猪胆汁汤主之。

通脉四逆汤加猪胆汁方

甘草二两（炙）　　干姜三两（强人可四两）　　附子大者一枚（生用，去皮破八片）　　猪胆汁半合

上四味，以水三升，煮取一升二合，去滓，内猪胆汁，分温再服。其脉即来，无猪胆，以羊胆代之。

吐利下断，张隐庵谓吐无所吐，下无所下，津液内竭，此说是也。然何以有汗出而厥诸证。汗出者，浮阳亡于外也。阳浮于外，则里气已虚而四肢厥逆。阴液内耗，关节不濡，故四肢拘急不解。寒凝血败，故脉微欲绝。然

何以不用四逆汤而用通脉四逆汤加人尿、猪胆汁。盖血寒于下，于法当温，故用干姜、附子以温之。然温其中下，恐犹不能载阳气而上出，故加葱白，但此津液内竭之证，吐下虽止，犹不免干呕而内烦，非加咸寒之人尿，苦寒之猪胆汁导之下行，必将为浮阳所格，下咽即吐，此即热药冷服之意，而又加周密者也。

吐利发汗，脉平，小烦者，以新虚不胜谷气故也。

此节为病后正气复者言之。服四逆汤而吐利止，服桂枝汤而发汗已，其脉已平，可无他虑矣。然于食后往往烦瞀气短，究其所以然，则以吐后而胃气一虚，下后而胃气再虚，发汗而胃气三虚，胃虚则胰液、胆汁并耗，不能消谷，故不胜谷气。减其食则愈，故不另立方治。

阴阳易差后劳复篇

伤寒，阴阳易之为病，其人身体重，少气，少腹里急，或引阴中拘挛，热上冲胸，头重不欲举，眼中生花，膝胫拘急者，烧裈散主之。

烧裈散方

右取妇人中裈，近隐处，剪烧灰。以水和服方寸匕，日三服，小便即利，阴头微肿则愈。妇人病取男子中裈烧灰。

妇人伤寒新差，男子与之交，余邪从廷孔吸入宗筋，谓之阴易。男子病后与妇人交，余邪由宗筋贯输廷孔，谓之阳易，如俗所传过癞者然。即云伤寒新差，即当证明所病者为何经，自来注家，多欠分晓。盖三阳无寒湿，三阴多寒湿，而三阴证之新差，又必在寒尽阳回之期，未尽之湿邪，乃一变而成湿热。苟令化热之湿浊渗入前阴，轻则为淋浊，重则腐烂而内溃。身体重者，太阴之湿象也。少气者，湿伤气也。少腹里急，或引阴中筋挛，膝胫拘急者，寒湿在下也。热上冲胸，头重不欲举，眼中生花者，浊热上僭，清阳为之蒙翳也。取中裈近阴处烧灰和服，以浊引浊，使病从何处受，即从何处出。夫磁石引针，珀引灯心，同气相感也。故食瓜而病者，治以瓜皮汤，食谷而病者，治以饭灰，其理同也。近世医家，既不识病原之为湿浊，又不明同气相感之理，无怪论及烧裈散，反憎其秽亵无理也。

大病差后，劳复者，枳实栀子豉汤主之。

枳实栀子豉汤方

枳实三枚（炙）　　栀子十四枚　香豉一升（绵裹）

上三味，以清浆水七升，空煮取四升，内枳实、栀子，煮取二升，下豉，更煮五六沸，去滓，温分再服，覆令微似汗。若有宿食者，内大黄如博棋子大五六枚，服之愈。

大病差后，精气消歇，静以养之，犹恐本原之难复。若夫病后劳力，则百脉张而内热易生，汗液泄而表阳不固。内热生则不思饮食，表阳虚则易感风寒。烦热在里，则中气易塞。风邪外袭，则表气不濡。枳实以降之，栀子以清之，香豉以散之，而表里自和矣。若以病后中虚，食入易停，便当从宿食治，但加大黄如博棋子大五六枚，不烦用大小承气者，则以病后胃虚，不胜重剂故也。

伤寒，脉浮者，以汗解之，脉沉实者，以下解之。差已后，更发热，小柴胡汤主之。（此条订正）

伤寒差已，非谓病之自差也。大法脉浮者以汗解之。脉沉实者以下解之。可知"脉浮者"数语，当在"差已"上，传写倒误也。若差已后更复发热，表无太阳实寒，里无阳明实热，或由差后乏力多卧，表气不张，脾藏留湿，不能不外达皮毛耳，故只需小柴胡汤以解外，使湿去表和，其热自退，此特为病后不胜重剂言之。不然，服枳实栀子汤，覆令微似汗，有宿食加大黄，前条已详言之。"脉浮者"数语，不几成赘说乎？

大病差后，从腰以下有水气者，牡蛎泽泻散主之。

牡蛎泽泻散方

牡蛎、泽泻、蜀漆（洗去腥）、海藻（洗去碱）、瓜蒌根、商陆根、葶苈子以上各等分。

上七味，异捣，下筛为散，更入白中治之。白饮和服方寸匕，小便利，止后服。

凡人久卧生湿，积湿则生痰，湿痰凝洏，则水道为之不通，若阴沟日久瘀塞者然。人之一身水气，至腰以下而大泄，肾与膀胱左右并有管相接，以出小便，《内经》所谓"决渎之官，水道出焉"者是也。然则腰以下正为水道宣泄之冲，不当留积水气，自大病久卧百脉停顿，必有败津留滞其中。水与败津化合，则胶固而成痰浊，并居血络，阻下行之路，水道为之不通，故必用蜀漆、葶苈以泻痰，商陆以通瘀，海藻以破血络之凝结。海藻含有碘质，能清血毒，故疮痈多用之而病根始拔。君牡蛎、泽泻者，欲其降而泄也。用瓜蒌根者，所以增益水津，欲其顺水而行舟也。此利小便之大法，异于五苓散之不兼痰湿者也。

大病差后，喜唾久不了了，胃上有寒，当以丸药温之，宜理中丸。

胃中有热，则吐黄浊之痰，《金匮》但坐不卧之十枣汤证也。胃中有寒，则吐涎沫，《金匮·痰饮篇》之小青龙汤证也。若大病差后之喜唾，则胃中本无上泛之涎沫，咽中常觉梗塞，所出但有清唾，此与吐涎沫者略同，而证情极轻缓。痰饮之吐涎沫，以吐黄浊胶痰为向愈之期，喜唾者，亦当如是，为其寒去而阳回也。至于久不了了，则胃中微寒，非用温药，断难听其自愈。然汤剂过而不留，尚恐无济，故必用理中丸以温之，使得久留胃中，且日三四服，以渐而化之，则宿寒去而水气消矣。

伤寒解后，虚羸少气，气逆欲吐，竹叶石膏汤主之。

竹叶石膏汤方

竹叶二把　石膏一升　半夏半斤　人参三两　甘草二两　粳米半斤
麦门冬一升

上七味，以水一斗，煮取六升，去滓，内粳米，煮米熟，汤成去米，温服一升，日三服。

伤寒解后，无论从汗解与从下解，其为伤胃阴则一。中气虚而胃纳减，故虚羸少气。阴伤则胃热易生，胃热上升，而不得津液以济之，故气逆欲吐。师用竹叶、石膏以清热，人参、甘草以和胃，生半夏以止吐，粳米、麦冬以生津，但得津液渐复，则胃热去而中气和矣。

病人脉已解，而日暮微烦，以病新差，人强与谷，脾胃气尚弱，不能消谷，故令微烦，损谷则愈。

病已脉和，当可免余邪之留恋矣。间亦有日暮微烦者，非病也。盖其病新差，脾胃尚虚，不能不遽胜谷食。谷食停而湿热内蕴也。然何以必在日暮，盖日暮为地中蒸气上升，草木炭气张发之候。胃中新食壅阻成湿，与此升发之气相感，骤然上蒙，因见烦热，则但损谷，其烦当止，更不须大黄五六枚也。

痉湿暍篇

伤寒所致太阳病，痉、湿、暍三种，宜应别论，以为与伤寒相似，故此见之。

痉证有太阳，有阳明。湿证有太阴，有太阳。中热、中暍，虽初病恶寒，而实与伤寒有别，仲师列三证于伤寒之后，正欲使人致辨于疑似之间耳。

太阳病，发热，无汗，恶寒者，名曰刚痉。(此条订正)

太阳病，发热，汗出，不恶寒者，名曰柔痉。

"痉"，原作"痓"，陈修园《金匮浅注》以为"痉"之误，是也。然何以有刚柔痉之别？盖人之一身，血热而水寒，发热则血热胜，无汗则水气未泄。伤寒之证，无汗者多恶寒，则无汗之证，正不得云："反恶寒。"无汗者表实，水气遏于外，脉络张于内，两不相下，故曰"刚痉"。若发热汗出不恶寒，则表气已疏，无筋脉紧张之象，故曰"柔痉"。

太阳病，发热，脉沉细者，名曰痉，为难治。(此条订正)

此节节末，当如《金匮》补出"为难治"三字，传写讹脱也。太阳病，发热无汗者，脉必浮紧。有汗者，脉必浮缓。若一见沉脉，便是痉证，故同一发热有汗之太阳证，而脉反沉迟，即为柔痉，而于桂枝汤本方内，加生津之瓜蒌根以濡其筋脉。然则本条之脉沉而细，为标热本寒，亦宜瓜蒌桂枝汤加附子以温经，而其证当愈。盖里气不温，则水寒不能化气，无生津之药，不能外濡筋脉，若徒恃桂枝以解肌，正恐津液加耗，而益增强急，故曰难治，非谓此证之不治也。

太阳病，发汗太多，因致痉。

太阳之病，有失表而传阳明者，亦有汗液太泄而传阳明者。伤寒如此，痉证亦然。惟筋脉强急，则为痉证所独异，而要亦未尝不同。曾见燥实之阳明证，亦有两足拘挛不能履地者，又有从髀关下经伏兔牵右膝而不伸者，要之为大承气汤证。可以悟发汗致痉之大旨矣。

病者身热足寒，颈项强急，恶寒，时头热，面赤，目脉赤，独头动摇，卒口噤，背反张者，痉病也。

此节前后绝然二证，不可以混治。身热足寒颈项强急恶寒，为无汗之刚痉，属太阳，即《金匮》所谓"葛根汤主之"者是也。时头热，至背反张，肠胃及筋脉俱燥，为痉病最剧之证，属阳明，即《金匮》所谓"可与承气汤"者是也。中风本先发热，风从上受而不及于下，故身热而足寒。颈项强急，为风寒袭太阳经络。恶寒者，表未解也，此葛根汤方治所为，寓生津于发汗之中者也。若夫胃热上熏，则头热而面赤。热邪郁于脑部，则目脉赤。血热挟风，循神经上冲颠顶，则独头动摇。牙龈筋脉，以液涸而强急，故卒口噤。燥矢郁于内，筋脉挛于外，故背反张，此大承气汤方治所为急下存阴，而间不容发者也。

太阳病，关节疼痛而烦，脉沉而细者，此名湿痹。湿痹之候，其人小便不利，大便反快，但当其小便。

《内经》云："湿流关节。"又云："湿胜则濡泻。"故关节疼痛而烦，小便不利，大便反快者，名曰湿痹。痹者，闭塞不通之谓。痹于外，则毛孔塞而汗液不通。譬之不毛之地，蒸气内郁。痹于内，则下焦壅而小便不利。譬之浊秽之淖，涓滴不流，表气不达，则水气窜于节骱空隙处，筋络受其浸灌，始则酸疼，继则烦热。里气不通，则三焦水气与膏液并居阻其肾藏。输尿之上源，黏腻而不泄，水乃上泛窜入回肠而大便反快。脉沉而细者，太阳之气不能外内之明证也。师言："小便不利，大便反快，但当利其小便。"此特据湿痹下焦言之耳。若但见关节疼痛而烦，则湿痹在腰以上，但发其汗即愈。此可于风湿相搏节领悟之。

湿家之为病，一身尽疼，发热，身色如似熏黄。

《内经》云："脾藏湿。"又云："脾主肌肉。"一身尽疼者，太阳阳气不宣，肌肉为滋腻之邪所闭塞。血分热度蕴蒸于内，则发为表热，而身色如熏黄。大便坚，小便利者，宜桂枝附子汤去桂加术。小便不利者，宜麻黄加术汤。已详阳明系在太阴条。若八九日间濈然汗出者，大便必硬，宜茵陈蒿汤。

湿家，其人但头汗出，背强，欲得被覆向火。若下之早，则哕，胸满，小便不利。舌上如胎者，以丹田有热，胸中有寒，渴欲得水而不能饮，口燥烦也。

湿家之为病，外痹于毛孔，内痹于下焦，前条已详言之矣。痹于毛孔，故表汗不泄而但头汗出。痹于下焦，积垢淤塞水道而小便不利。邪入太阳经输，故背强。寒水郁于毛孔之内，故欲得被覆向火。此时表寒未解，下之太早，则太阳寒水内陷胸膈。寒湿在里，故呃而胸满。太阳标阳以误下而陷入膀胱，故丹田有热。舌上如苔者，以上湿下热推之，必白腻而兼有黄色也。热在下焦，蒸气上薄阳明，故渴欲饮水。湿在上膈，故不能饮。口燥而心烦，溃溃无奈何之象也。此证出于误下，师不立方，陈修园以黄连汤补之，最为近理。鄙意于原方加吴茱萸以止呃，似较周密。盖呃为寒呃，断非竹茹橘皮汤所能止也。

湿家，下之，额上汗出，微喘，小便利者，死；若下利不止者，亦死。

太阴湿证，本属虚寒，血分热度最低，所忌阳气外脱，阴液内亡。所冀大便溏泄畅适，则黏滞之腐秽当去。小便一利，其病当愈，而非太阳将传阳明上湿下燥者可比。若一经误下，无论黏滞之秽物，如胶痰黏着肠胃，非芒硝、大黄一过之力所能尽，而下后血热不能外达，或转致阴阳离决。阳上脱，则额上汗出微喘。小便复利者，必死，其阳脱而阴复不守也。阴气脱，则下利不止而亦死。为其回肠旋折之处，不复留顿里阳，不能运化水气，而阴气下绝也。

问曰："风湿相搏，一身尽疼痛，法当汗出而解，值天阴雨不止。医云：(此可发汗)，汗之病不愈者，何也。"答曰："发其汗，汗大出者，但风气去，湿气在，是故不愈也。若治风湿者，发其汗，但微微似欲汗出者，风湿俱去也。"

太阳之证，身疼痛者，救表皆宜麻黄汤，惟湿证则非一汗所能愈，以太阳与太阴同病也。故治湿证，但有麻黄加术汤、麻黄杏仁甘草薏苡汤，表里同治，然后风湿俱去，此风湿初病无汗之治法也。但方治固宜抉择，寒病向愈，亦贵有天阳之助。师言："值天阴雨不止，医发其汗，汗大出，风气去，湿气在，故不愈者。"一以见麻黄汤之不合于风湿，一以见发汗之必当其时。盖阴雨不止之时，地中水气上蒸，空中水气下降，人体中黏滞不化之湿，方且应天时而发，故有天将雨而足先痒者，亦有当雨而肚腹胀满者，乃又虚其毛孔以为受湿之地，开门揖盗，是表里两受其困也。即使风湿并治，期病者微汗而解，且犹不愈，况令汗大泄乎！但此特为风湿无汗者言之耳。若夫汗出恶风，及身体疼烦不能自转侧，骨节疼烦掣痛不得屈伸，近之则痛剧者，《金匮》另有方治，不在此条例。

湿家病，身上疼痛，发热，面黄而喘，头痛，鼻塞而烦，其脉大，自能饮食，腹中和，无病，病在头中寒湿，故鼻塞，内药鼻中则愈。

湿病上半身疼痛，虽非一身尽疼者可比，要为湿伤肌肉，肌肉为络脉所聚，血热与湿邪相抗，因而发热。湿家身色本黄，湿在上体，故但面黄。湿困肌理而伤及肺气，因而喘息，头痛鼻塞而烦，脑气为风湿所阻也。脉不沉细而大，则证象在表，其为当发汗与否，尚未可定。观其尚能饮食，腹中无病，但见头痛鼻塞，即可知为风中于脑。吾乡陈葆厚先生每用细辛、薄荷、豆蔻研末，令病者吸入鼻中，时有小效，此亦纳药鼻中之意也。然此证风中于脑，湿凝而气阻，似不如用荆芥、防风、蔓荆子、紫苏、蝉衣等煎汤，熏令汗出，似较纳药鼻中为胜，并附存之。

病者一身尽疼，发热，日晡所剧者，此名风湿。此病伤于汗出当风，或久伤取冷所致也。

风伤皮毛，寒伤肌腠，乃病身疼。《内经》所谓："形寒饮冷则伤肺者。"此证是也。盖风寒由表入肌，汗液未泄者，悉凝聚而成寒湿。湿伤肌肉，故一身尽疼。卫气外闭，营血内抗，是生表热。此即前条法当汗出而解之证。若疼痛甚者，宜桂枝麻黄各半汤。若表热甚者，宜桂枝二越婢一汤，或用麻黄加术汤，随证酌剂可也。

太阳中热者，暍是也。其人汗出恶寒，身热而渴也。

近日市医动称"伏气"，此谬论也。夫《太阳篇》中，既明言太阳温病矣。此更言太阳中热，太阳中暍，可见六气外感，断无伏气可言。如《内经》所言，病伤寒而成热者，先夏至为病温，后夏至为病暑。不过谓一二日间，寒病化热，非谓冬令之伤寒久伏，至夏令而化热也。不然，伤寒三候，阳明脉大，失时不治，有津液枯竭而死者，正恐当夏至前后而墓草荒矣，故曰言伏气者谬也。暍之为义，从日从渴者，谓暴于日中而渴也。今有暴于烈日之中燥渴不止者，计惟以凉水徐与之，使不伤其正气。设有医者在旁，津津而谈伏气，则乡愚皆笑之矣，谓明系今日所受之病，何医生善言来年事也。夏令皮毛开泄，热邪直中肌腠，肌腠受灼，故汗出。所以恶寒者，皮毛虚而风犯之也。身热而渴，汗出则津液少而血分增热，故肌肉俱热，胃汁外散，故渴也。此证仲景用人参白虎汤，与太阳篇渴欲饮水及口燥渴心烦背微恶寒者同法，可见本条之恶寒，正与太阳篇之微恶寒同。明者辨之。

太阳中暍者，身热疼重，而脉微弱，此以夏月伤冷水，水行皮中所致也。

有阳热之中暍，有阴寒之中暍。太阳中暍固属热证，至于身热疼重，脉微弱，便可决为湿困脾阳。脾主肌肉，天阳外迫故身热。寒湿壅阻肌理，故疼重。人身之毛孔一日不死，则一日悍气外泄，不能不受水。然则师云："夏月伤冷水，水行皮中所致"，其旨安在？盖畏热之人，日以凉水浸灌，则皮中汗液悉化寒水可知。水行皮中者，为本体汗液外受凉水所化，而非皮毛之可以进水也。皮毛无汗，阳气不得外泄，肌肉困于水湿，血热被压，故脉微弱。

仲师于《金匮》出一物瓜蒂汤，历来注家，不知其效用。予治新北门永兴隆板箱店顾五郎亲见试之，时甲子六月也。予甫临病者卧榻，病者默默不语，身重不能自转侧，诊其脉则微弱，证情略同太阳中暍，独多一呕吐，考其病因，始则饮高粱大醉，醉后口渴，继以井水浸香瓜五六枚，卒然晕倒。因念酒性外发，遏以凉水浸瓜，凉气内薄，湿乃并入肌腠，此与伤冷水水行皮中正复相似。予乃使店友向市中取香瓜蒂四十余枚，煎汤进之，入口不吐。须臾尽一瓯，再索再进，病者即沉沉睡，遍身微汗，迨醒而诸恙悉愈矣。

太阳中暍者，发热恶寒，身重而疼痛，其脉弦细芤迟，小便已，洒洒然毛耸，手足逆冷，小有劳，身即热，口开前板齿燥，若发汗则恶寒甚，加温针发热甚，数下则淋甚。

发热恶寒，身重而疼痛，小便已，洒洒然毛耸，手足逆冷，全似太阳表寒证，所异者，脉不见浮紧而见弦细芤迟耳。卫虚故弦细，营虚故芤迟，见此脉者，不当汗下。全书成例具在，不可诬也。小有劳，身即热，口开前板齿燥，则阴虚之的证矣。然但凭证象而论，恶寒身痛似麻黄证，身热口开前板齿燥似承气证。然卫阳本虚之人，发汗则其表益虚，故恶寒甚。以营阴本虚之人，下之则重伤其阴而淋甚。以阴亏之人而加温针，故发热甚。此证忌汗下被火，与太阳温病绝相类，所不同者，营卫两虚耳，故脉证不同如此。按此亦人参白虎汤证，若西瓜汁、梨汁、荷叶露、银花露，并可用之以解渴也。

跋

　　余八九岁入塾时，家君即酷嗜岐黄家言，间为人治病，辄着奇效。时年甫三十，以当时肆力举业文字，未遑问世。嗣后南走湖湘，北游齐鲁，行箧中恒以方书自随，未尝一日暂废，及自潍县归，家居数载，暇即与里中钱性芳、朱翔云、冯箴若诸先生互相讨论，以阐发经旨为要务，而以刘、李、张、朱之溺于一偏为非是。里中时医闻之，多河汉其言而不之信。以是不洽于众口，道尼不行。岁己未，悬壶于沪上，以利济世人疾若为事，亦不屑于诊金之多寡，以是贫病者咸感赖之。嗣是孟河丁甘先生复聘主广益中医专门学校讲席授课，益肆力于医。于《伤寒》、《金匮》二书，尤多所论著，于经文之错误，多所改正，不取前人之望文生训。庚午年，始成《伤寒发微》一书，命男及吴县门人陈道南分任钞写，稿藏于家。今年春，始托丁君济华担任剞劂，而校正文字之役则嘱沈君石顽。二君皆曾受学于家君者，故尤服膺师说。昔汉人治经，贵重师承，故两汉经生，多以经术名世。若二君者，其亦有汉人之遗意乎。余不文，乐二君之相与有成，而家君之书行将传世也。爰略书数语于后，以志其梗概云。

　　　　　　　　　　　　辛未五月端节后二日　男　锡嘉　谨跋